AIDER LES ÉLÈVES EN DIFFICULTÉ

Éditions d'Organisation
Groupe Eyrolles
61, bd Saint-Germain
75240 Paris Cedex 05

www.editions-organisation.com
www.editions-eyrolles.com

Dans la même collection :
– Doper sa carrière d'enseignant, Catherine COUDRAY-BETOULLE
– Être l'acteur de son cours, Cécile BERTHIER-MCLAUGHLIN

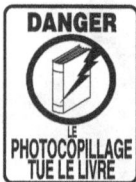

© Groupe Eyrolles, 2008
ISBN : 978-2-212-54219-6

Sandrine MAURY

AIDER LES ÉLÈVES EN DIFFICULTÉ

EYROLLES

Éditions d'Organisation

Sommaire

PARTIE 3   123

AIDER LES ÉLÈVES EN DEHORS DE L'ÉCOLE

ANNEXES

Partie 1

Élèves en difficulté : les repérer, les aider

Dialoguer au sein de l'équipe éducative

Faut qu'on s'parle...

Pour aider efficacement vos élèves, vous ne devez pas travailler seul. Vous êtes entouré d'une équipe éducative formée de professionnels sur qui vous pouvez compter. C'est ainsi que vous parviendrez à répondre aux difficultés spécifiques des élèves. Pour s'adresser à la bonne personne au bon moment, il est nécessaire de connaître la mission et le rôle de chacun dans l'établissement.

L'ÉQUIPE PÉDAGOGIQUE

Les autres professeurs

Vous êtes amené à travailler avec les autres enseignants à plusieurs occasions :

- lors des réunions de concertation organisées entre professeurs, ainsi qu'une fois par an – en fin d'année –, lors du conseil d'enseignement réunissant les professeurs d'une même matière, qui dresse le bilan des projets menés et qui établit ceux à venir. Ces réunions vous permettent de préparer des actions pour aider au mieux vos élèves, en bénéficiant des idées et conseils de vos collègues ;
- ponctuellement, pour mieux cerner les profils de vos élèves. Si vous êtes professeur principal, vous pouvez proposer une réunion à cette fin, ou en vue de préparer le conseil de classe. Libre à vous d'organiser aussi des réunions extraordinaires pour traiter les problèmes particuliers d'un ou plusieurs élèves.

LE TRUC EN +

Allez régulièrement en salle des professeurs et ne vous contentez pas d'y passer en coup de vent. C'est là qu'ont lieu toutes les discussions informelles et que se tissent des liens professionnels et/ou amicaux entre les équipes pédagogiques. C'est là que vous pouvez trouver de l'aide – et de la détente !

La vie scolaire

Ne négligez pas le dialogue avec le conseiller principal d'éducation (CPE). Sa mission s'exerce dans les trois domaines de responsabilité suivants :

- le fonctionnement de l'établissement ;
- l'animation éducative ;
- la collaboration avec les enseignants.

Le CPE constitue pour vous une « banque » incontournable de renseignements. On l'ignore parfois, mais de nombreux CPE collectent les informations d'une année sur l'autre, assurant ainsi un suivi pédagogique des élèves. Vous pouvez donc connaître le parcours du jeune Antony, de la sixième à la troisième : parcours disciplinaire et scolaire, mais également personnel. La position stratégique du CPE lui permet de saisir l'élève dans sa globalité, et de faire le tri dans les informations qu'il vous donne, puisque certaines ne vous concernent pas. Il peut éventuellement vous aider à déterminer les objectifs à assigner à un élève « difficile ».

LE TRUC EN +

À noter que les informations circulent dans les deux sens puisque le CPE a besoin, lui aussi, de dialoguer avec vous pour mieux cerner les difficultés de l'élève et contribuer à lui venir en aide.

Vous serez également amené à travailler avec les surveillants, désignés depuis 2003 sous le terme d'assistants d'éducation. Ces postes sont réservés en priorité aux étudiants boursiers. Dans le second degré, les assistants d'éducation exercent de nombreuses missions dont la surveillance des élèves, l'encadrement des sorties scolaires, l'aide à l'étude et aux devoirs (▶ fiche 11), etc. Ils peuvent également participer au dispositif « L'école après l'école » (▶ fiches 13 et 14). Vous aurez intérêt à dialoguer avec eux, et ce d'autant plus qu'ils peuvent vous apporter un point de vue différent sur vos élèves, grâce à leur statut intermédiaire qui leur permet d'être plus proches des adolescents que vous.

L'ÉQUIPE MÉDICO-SOCIALE

Avec les équipes sociales et médicales, le dialogue est essentiellement à sens unique, parce que les informations que ces personnes détiennent sont confidentielles. C'est surtout vous qui leur apportez des éléments, qui leur faites un signalement, qui leur envoyez des élèves. La seule chose que ces professionnels peuvent vous répondre c'est que l'élève rencontre des difficultés personnelles, médicales, qu'il est déjà suivi...

L'infirmier scolaire

Les missions des infirmiers scolaires contiennent évidemment un pan médical, mais également éducatif, puisque ces derniers partagent des fonctions communes avec d'autres personnels des établissements. Ainsi, ils doivent notamment aider les élèves à construire leur projet professionnel et personnel, ou encore être attentifs aux élèves en difficulté...

> *L'année dernière, j'ai eu l'occasion de travailler en relation avec un professeur de mon collège sur le cas d'une élève qu'il m'avait signalée. Tout a commencé par une rédaction où des élèves de quatrième étaient invités à faire leur portrait – réel ou fictif. L'attention du professeur de français a été retenue par un des devoirs. En effet, une des élèves y faisait une peinture bien négative de sa famille, parlant notamment de problème d'alcoolisme chez sa mère et évoquant son profond mal-être personnel. Le jeune professeur, un peu désemparé, en a parlé à la CPE, qui s'est chargée de me prévenir pour voir ce que je pouvais faire. Après avoir lu cette rédaction, j'ai décidé de m'entretenir avec l'élève.*

Le professeur avait prévenu au préalable la jeune fille que, ne pouvant fermer les yeux sur une telle situation, il avait dû m'avertir. J'ai ensuite géré la situation avec l'assistante sociale, puisque cela ne relevait plus du travail de l'enseignant. »

Séverine, infirmière scolaire.

L'assistant social

Le rôle de l'assistant de service social, puisque tel est l'intitulé officiel de ce poste, est d'apporter écoute et conseils aux élèves, mais également aux personnels sur le plan privé.

Dans le cadre de l'aide aux élèves, il est conduit à soutenir les familles en difficulté. Pour cela, il essaie de faciliter leur insertion dans le tissu social (demande d'aide financière ou psychologique) et contribue à trouver les origines des problèmes sociaux pour y remédier.

Il joue également le rôle de médiateur, et vous pouvez donc lui signaler un élève qui vous semble en difficulté financière ou psychologique dans sa famille.

Le conseiller d'orientation psychologue

Le conseiller d'orientation psychologue (COP) partage son temps entre un centre d'information et d'orientation (CIO) et son établissement scolaire. Il aide les élèves à construire leur projet d'orientation scolaire et professionnel. Il intervient beaucoup sur les niveaux troisième et terminale. Dirigez les élèves vers lui quand ils sont dans l'impasse sur leur projet d'études à venir. N'hésitez pas non plus à vous adresser à lui quand vous avez besoin de faire détecter un élève (pour une SEGPA par exemple, ▶ fiche 16) et/ou que vous ne savez plus comment répondre à ses difficultés. Il est à même d'effectuer des tests précis pour répondre au mieux au profil de l'élève. De plus, sa formation en matière de psychologie est un point d'appui supplémentaire pour les adolescents en mal de parole.

LE TRUC EN +

Assistants sociaux et COP assurent des permanences dans les établissements. Prenez rendez-vous avec eux pendant ces périodes si vous souhaitez les rencontrer.

L'ÉQUIPE DE DIRECTION

Le chef d'établissement et son adjoint

Le chef d'établissement est le représentant de l'État ; il est éventuellement secondé par un adjoint. Tous deux doivent mener à bien des tâches pédagogiques, éducatives et administratives. Leur champ d'action est très vaste, et ils doivent notamment diriger, communiquer avec tous les personnels et entretenir le lien avec les élèves et les familles. Ils doivent, en outre, favoriser la réussite des élèves en concertation avec les équipes éducatives, notamment par l'élaboration de la dotation horaire globale (DHG), par la constitution des classes et groupes, ou encore par l'organisation d'une aide adaptée aux élèves les plus en difficulté…

Quand le chef d'établissement a un adjoint, ils se répartissent généralement les tâches et les niveaux de classe. Renseignez-vous dans votre établissement sur ce qui incombe à chacun d'entre eux.

Si vous avez l'idée de mettre en place un projet pédagogique particulier, vous devrez en premier lieu convaincre le chef d'établissement. Il en va de même quand un élève pose des problèmes que l'équipe éducative n'a pu résoudre. Le dialogue avec lui est donc essentiel.

LE TRUC EN —

Envoyer un élève au chef d'établissement à la première bêtise. Il faut que le bureau directorial reste un endroit redouté, et pour cela, les élèves doivent s'y rendre de manière exceptionnelle !

En cas de difficultés importantes avec un élève, vous pouvez en parler à votre principal ou proviseur, ou bien lui adresser un rapport écrit, qui présente l'avantage de laisser une trace… Il s'agit pour vous de décrire les faits précisément, tels qu'ils se sont déroulés, sans hésiter à citer mot à mot les dialogues qui ont eu lieu. Le chef d'établissement décidera des réponses à apporter et jouera ensuite le rôle de coordonnateur.

Le gestionnaire

Communément appelé « intendant », il s'occupe de la gestion matérielle et administrative de l'établissement.

Comme c'est lui qui gère le budget, allez le voir si vous avez besoin de crédits pédagogiques, par exemple pour le financement dans le cadre d'un projet particulier (costumes de théâtre, jeux de société éducatifs…), ou encore pour l'achat de matériel pédagogique (calculatrices, ordinateurs, piano…).

Ce n'est pas lui qui décide des achats, mais le chef d'établissement. En revanche, il pourra vous aider à trouver la solution la meilleure sur le plan financier.

Vous pouvez également orienter vers lui des élèves en difficulté financière qui ont besoin de payer la cantine ou qui ne peuvent s'acheter leurs fournitures scolaires.

Le métier d'enseignant est un métier axé sur le dialogue avec les jeunes, mais aussi — on l'oublie parfois — avec les adultes. C'est également un métier d'équipe où il est bon que chacun sache frapper à la bonne porte. Alors n'hésitez pas à le faire. Un seul mot d'ordre : jouez collectif et restez humble ! Sachez qu'en tant qu'enseignant, vous ne pourrez pas résoudre toutes les difficultés seul…

© Groupe Eyrolles

Analyser les comportements

Pot de fleur ou pile électrique ?

Pour fournir une aide efficace, il faut tout d'abord prêter attention aux comportements de vos élèves en classe. Vous essaierez de déchiffrer au mieux ce que toutes ces attitudes révèlent pour tenter de résoudre les difficultés. Voici donc les comportements problématiques les plus fréquents avec des propositions d'interprétations et d'aides diverses à apporter.

LES ÉLÈVES QUE L'ON N'ENTEND PAS

L'élève léthargique

Cet élève est sans énergie et vous regarde la bouche semi-ouverte – un mince filet de bave s'écoulant le cas échéant sur son menton… Ou bien il s'endort sur sa table, et vous avez de la chance qu'il ne ronfle pas ! Votre premier réflexe sera de penser que le cours l'ennuie à mourir. Pourtant les causes de cet assoupissement sont peut-être un peu plus complexes…

- Première possibilité : votre cours est effectivement un peu ennuyeux. Tentez de le rendre plus vivant : évitez le ton monocorde, promenez-vous dans la salle, sollicitez davantage la participation des élèves…

> **LE TRUC EN ╋**
>
> Pendant l'écriture de la leçon, demandez systématiquement aux élèves de trouver des exemples et faites noter ce qu'ils proposent. Cela vous servira en même temps d'évaluation pour repérer ceux qui n'ont pas compris.

Proposez aux élèves des documents (textes, images, schémas) « bruts » (sans titre ni questions) et demandez-leur d'écrire les questions qu'ils se posent, les réactions que cela suscite chez eux et pourquoi : le rire, la peur, l'incompréhension, ce qui les étonne et les hypothèses qu'ils peuvent émettre. Faites un tour de classe pour entendre les propositions. Notez tout au tableau, y compris les propositions peu pertinentes (et pour chaque hypothèse demandez aux élèves si on peut la valider. Vous effacerez ce qu'ils ne confirment pas.) Faites récapituler ensuite par quelqu'un en vue de laisser une trace écrite. Le cours vient des élèves : ils ne peuvent plus compter sur votre seule réflexion.

LE TRUC EN +

Orientez les exemples donnés par les élèves pour qu'ils soient drôles. Cela va favoriser l'attention de tous, et ceux qui dorment se réveilleront. Exemple, pour une leçon sur les adverbes de temps en anglais : « <u>Everyday</u>, old people learned how to dance tektonik. » (« Tous les jours, les personnes âgées apprenaient à danser la tektonik »).

- Deuxième possibilité, l'élève dort... parce qu'il est fatigué ! C'est souvent le cas... Vous le saurez rapidement en lui demandant à la fin du cours à quelle heure il s'est couché. Voici ce que vous pouvez faire :
  - donnez-lui des conseils à la fin de la séance : il doit se coucher tôt pour avoir huit à dix heures de sommeil ;
  - parlez-en au professeur principal et à ses parents, avec qui vous pouvez prendre rendez-vous pour leur prodiguer quelques conseils de bon sens ;
  - prévenez l'infirmière scolaire si ce problème est important et se répète. Sachez qu'elle peut faire des réunions d'information sur le sommeil à destination des élèves.
- Troisième possibilité : l'élève est léthargique car il ne comprend rien de rien à ce que vous racontez. Essayez de réexpliquer ou de reformuler. Sinon, il vous faudra réfléchir à la mise en place d'un dispositif d'aide (▶ fiches 4, 5 et 9 à 16).

L'élève qui doute de lui

Certains élèves sont si peu sûrs d'eux qu'ils ont toujours l'impression de ne pas comprendre et de se tromper. Ils participent peu, ou parlent tout bas quand vous vous adressez à eux. Comment réagir dans ce cas précis ?

- Interrogez l'élève, même s'il ne lève pas le doigt.

LE TRUC EN +

Mettez-le en confiance en commençant la question par son prénom, afin de ne pas le surprendre…

- S'il ne répond pas quand vous l'interrogez, réaffirmez qu'on a le droit de se tromper, que les élèves sont aussi là pour ça.
- Valorisez-le quand il comprend, qu'il donne une bonne réponse ou qu'il fait un exercice juste.
- Dites-lui en aparté, à la fin du cours, que vous savez qu'il ne croit pas en ses capacités, mais que vous, vous savez qu'il peut progresser.

LE TRUC EN —

Jeter l'éponge et ne plus interroger l'élève ou pire, lui dire qu'il est « nul », « idiot », « incapable » !

L'élève « dans la lune »

Certains élèves semblent être incapables de se concentrer en classe. Il ne s'agit pas là de simples enfants bavards, mais d'élèves qui ne parviennent pas à maintenir leur attention. Pensez également que la difficulté de concentration est inévitablement aggravée par les lacunes scolaires – et réciproquement.

- Rappelez l'élève à l'ordre, invitez-le fermement à se mettre au travail, à arrêter de rêver.
- Sollicitez-le à l'oral.
- Proposez-lui un dispositif d'aide, par exemple un atelier relais (▶ fiche 15) pour améliorer sa concentration et pallier les plus grosses lacunes.
- Mettez en place une fiche de suivi si vous êtes le professeur principal. Construisez-la en fonction de ce que vous voulez évaluer (par exemple, le travail et le comportement en classe).

L'année dernière, dans la classe de sixième dont j'étais le professeur principal, un élève avait des difficultés à se concentrer en classe. Il ne dérangeait pas les autres, mais était souvent dans la lune. Lors d'un entretien avec son père, je lui ai proposé de mettre en place une fiche de suivi. Concrètement, chaque fin de semaine, je donne à l'élève une fiche retraçant son emploi du temps de la semaine, et les professeurs l'évaluent à chaque heure selon des objectifs simples et concis prédéfinis avec l'équipe pédagogique, la famille et l'élève lui-même. Certes, on ne fait pas de miracle, mais l'élève constate ses progrès et ça peut être motivant. C'est à lui d'ajuster les efforts à fournir. »

Jean, professeur d'histoire-géographie.

EN PRATIQUE

FICHE DE SUIVI ÉVALUANT TRAVAIL ET COMPORTEMENT

Nom de l'élève :
Classe :
Semaine du   **au**

Faire signer systématiquement chaque professeur dans la case de gauche correspondant à son heure de cours après qu'il a coché les cases T (travail) et C (comportement) sur une des appréciations.

Faire signer systématiquement les parents en fin de semaine

		LUNDI T C		MARDI T C		MERCREDI T C		JEUDI T C		VENDREDI T C
1ᵉ heure		Moyen		Moyen		Moyen		Moyen		Moyen
		Satisfaisant		Satisfaisant		Satisfaisant		Satisfaisant		Satisfaisant
		Très satisfaisant		Très satisfaisant		Très satisfaisant		Très satisfaisant		Très satisfaisant
2ᵉ heure		Moyen		Moyen		Moyen		Moyen		Moyen
		Satisfaisant		Satisfaisant		Satisfaisant		Satisfaisant		Satisfaisant
		Très satisfaisant		Très satisfaisant		Très satisfaisant		Très satisfaisant		Très satisfaisant
Etc.										

LES ÉLÈVES QUE L'ON ENTEND TROP

L'élève perturbateur

Cet élève n'a pas le temps de se concentrer, car il est trop occupé à faire rire la galerie – qui en redemande – et à attirer l'attention sur lui par des interventions à voix haute, gesticulations, voire déplacements dans la classe, bêtises diverses et variées… Bien souvent, vous vendriez votre âme pour le faire passer dans la catégorie des « léthargiques ».

Ne le laissez pas prendre l'ascendant. Vous devez réagir dès le premier cours de l'année ! Il vous faut mener de front deux démarches indissociables : ne pas vous laisser déborder et venir en aide à l'élève.

- Sanctionnez graduellement : n'excluez pas de cours un élève qui a fait tomber sa règle en fer.
- Ne gérez pas le problème seul, parlez-en et trouvez des solutions avec le reste de l'équipe pédagogique, mais également le CPE, l'équipe de direction, etc. (▶ fiche 1).
- N'hésitez pas à exclure de cours un élève qui empêche vraiment la classe de travailler. Vous en avez le droit, s'il vous empêche de mener à bien votre mission d'enseignement, ou s'il met en danger sa sécurité ou celle d'autrui. Il ira dans le bureau du CPE, de l'adjoint ou du chef d'établissement. Dans le meilleur des cas, cette visite, accompagnée d'un coup de téléphone aux parents, l'impressionnera et il se tiendra ensuite tranquille.
- Essayez aussi d'aider l'élève autrement : par un tutorat, un atelier relais (▶ fiche 15), voire un dispositif spécialisé hors du cursus traditionnel (▶ fiche 16). Alertez le conseiller d'orientation psychologue qui essaiera de trouver une solution.

L'élève au complexe de supériorité

Cet élève croit tout savoir. Du coup, il vous fait comprendre que vous ne servez pas à grand-chose, voire que vous n'êtes pas forcément compétent. Il se peut que cet élève soit réellement doué et s'ennuie dans une classe qui n'avance pas à son rythme, dans ce cas-là, donnez-lui plus de travail. C'est le meilleur service que vous pouvez lui rendre. Mais le plus souvent, il évalue mal son niveau et a bel et bien besoin de vos cours et exercices pour progresser.

- Mettez le doigt sur ses erreurs ou difficultés, calmement et fermement, sans l'humilier mais sans prendre de gants.

- Proposez-lui d'aider les autres s'il a fini avant tout le monde, ou même de faire le cours (ponctuellement bien sûr, et sur un sujet précis !) : confronté à la difficulté de faire passer un savoir, il gagnera en humilité.

- Valorisez ce qu'il a bien expliqué, mais reprenez systématiquement ce qu'il n'a pas compris et les erreurs qu'il a commises.

- Ne flanchez pas quand cet élève aux chevilles enflées vous soutient que vous avez tort alors que vous savez avoir raison.

LE TRUC EN +

Acceptez aussi parfois de vous tromper et reconnaissez-le sans honte devant vos élèves. Ils ne vous en respecteront que davantage.

Quand vous gérez les différents comportements des élèves, n'oubliez jamais que ces comportements ne sont souvent qu'un symptôme de difficultés familiales ou scolaires. Soyez-en conscient afin d'apporter une réponse pédagogique efficace.

Prendre en compte les étapes difficiles de la scolarité

Mieux vaut prévenir...

Dès le début de l'année, il faut prendre en considération dans vos classes les étapes charnières de la scolarité de vos élèves. On peut notamment s'attendre à certaines difficultés lors du passage en sixième ou en seconde, ou en cas de redoublement. L'idéal est bien sûr de tenter de prévenir les problèmes, au lieu d'attendre qu'ils se manifestent...

L'ENTRÉE AU COLLÈGE ET AU LYCÉE

Une foule de changements

De manière générale, quand on enseigne en sixième et seconde, on doit s'attendre à rencontrer des élèves en difficulté. Tout simplement parce que cela implique souvent un changement d'établissement, de profs, de copains, bref, un changement d'habitudes.

En sixième, les élèves, peu habitués à avoir plusieurs professeurs et à devoir se rendre d'une salle à l'autre, doivent se prendre en charge eux-mêmes et sont un peu perdus. En seconde, les effectifs de classe souvent plus conséquents contraignent l'élève à travailler avec plus d'autonomie. Par ailleurs, les élèves changent de statut. Ceux qui étaient les plus âgés sont à présent les plus jeunes. Les nouveaux collégiens quittent l'enfance ; quant aux jeunes lycéens, c'est un nouveau pas vers l'âge adulte qu'ils franchissent.

Vous ne pouvez pas faire abstraction de ces changements psychologiques, et il vous faut favoriser la continuité de l'action éducative en menant et participant à des projets pour faciliter la transition entre les différents cycles d'enseignement.

Du CM2 à la sixième

Dans certains collèges, au mois de juin, lors des inscriptions des futurs élèves de sixième, les chefs d'établissement réunissent, autour de l'inspecteur d'académie, les professeurs des écoles du secteur ainsi que des professeurs de sixième. Assister à cette réunion ou vous informer de ce qui s'y est dit peut vous permettre de cerner à l'avance les élèves qui auront peut-être des difficultés.

> *L'année dernière, je faisais partie des profs assistant à la réunion pour l'inscription des nouveaux sixièmes. J'ai noté avec la plus grande attention ce qui se disait de chaque futur élève, et notamment de ceux qui sont en difficulté. Nous avons, par exemple, pu noter que les professeurs des écoles avaient fait une demande d'accueil en SEGPA pour le jeune J.. La demande avait été rejetée, cela voulait dire qu'il allait falloir prêter une attention toute particulière à cet enfant. D'autres élèves souffraient de TOC ou encore de problèmes familiaux importants. J'ai également pu me renseigner sur les difficultés de R. en orthographe, ou celles de Y. en lecture. Par ailleurs, cette réunion a permis de constituer des classes hétérogènes. À chaque élève a été attribué un niveau allant de A (très bien) à E (grosses difficultés), le but était ensuite d'équilibrer les classes en mélangeant les élèves des différents niveaux.»*

Gabrielle, professeur de français en collège.

LE TRUC EN —

Les jugements préconçus. N'accordez pas une valeur suprême aux propos de vos collègues. Leurs indications sont précieuses, mais attendez aussi de vous rendre compte par vous-même. Les élèves peuvent changer...

Si vous avez des élèves de sixième, essayez également de travailler avec des classes de CM2 sur un projet pédagogique commun, même si ce n'est pas toujours facile à mettre en place. À noter que pour favoriser l'adaptation en sixième, ce niveau bénéficie d'une aide particulière. (▶ fiche 9).

" Avec un collègue de français, nous sommes allés voir un professeur de CM2 de l'école primaire voisine pour lui proposer un projet de liaison qui comprendrait des exercices de mathématiques alliés à des exercices de français. La classe de CM2 est venue au collège pour un travail d'une heure. Nous nous sommes installés dans deux salles côte à côte avec une porte de communication entre les deux et avons réparti tous les élèves en deux groupes, composés pour moitié de CM2 et d'élèves de sixième. Ils devaient tous travailler en binôme (un écolier avec un collégien). Les trois enseignants circulaient entre les deux classes. Les exercices proposaient de travailler des compétences communes aux deux niveaux (▶ En pratique). Nous avions au préalable composé les exercices avec le prof des écoles en communiquant par le biais d'Internet. Les objectifs étaient tout d'abord de faire déplacer les CM2 dans le collège, ce qui fut l'occasion d'une courte visite des lieux. Il s'agissait également de leur faire prendre conscience que les professeurs du second degré font un travail similaire à celui de leur maître de primaire, si ce n'est qu'ils n'enseignent qu'une matière. Enfin, ils devaient voir que le collège n'effectue pas une révolution dans les savoirs sous prétexte que l'on change de cycle. Tout cela devait rassurer nos futurs collégiens. »

Nathalie, professeur de mathématiques en collège.

EN PRATIQUE

EXTRAIT D'UNE FICHE MATHÉMATIQUES-FRANÇAIS CM2/SIXIÈME

Pour pouvoir répondre aux questions sur le dictionnaire, il faut résoudre l'exercice de mathématiques afin de trouver le nombre manquant.

Exercice 1 : calculer $2 \times (111 - 49) + 2$

Exercice 2 : quel est le premier adjectif page x (résultat de la question 1) ?

Exercice 3 : poser en colonnes $16 \times 2,5$.

Exercice 4 : quel est le quatrième substantif page x (résultat de la question 3) ?

Exercice 5 : un collège achète 100 équerres à 3,59 €. Combien va-t-il payer ?

Exercice 6 : quel est le seul adverbe page x (résultat de la question 5) ?

Exercice 7 : compléter : $\dfrac{45}{72} = \dfrac{?}{8}$

Exercice 8 : quel est le (numérateur de la seconde fraction)-ème verbe après le nom « découverte » ?

[...]

De la troisième à la seconde

Pour les profs de lycée, l'idéal est de pouvoir collaborer en amont avec les collègues du collège. Mais c'est souvent difficile, le calendrier du mois de juin étant très chargé (examens, réunions diverses, etc.). De plus, les futurs lycéens viennent de nombreux établissements différents avec lesquels il est parfois peu commode de travailler pour des raisons pratiques.

LE TRUC EN +

Profitez, par exemple, des réunions de district (qui rassemblent des profs de collège et lycée sur une même zone géographique) pour prendre des contacts et établir des projets communs.

Essayez d'axer les efforts sur les difficultés que rencontrent les nouveaux lycéens dans vos matières.

EN PRATIQUE

UN EXEMPLE DE DISPOSITIF EN FRANÇAIS : LE CARNET DE LECTURE

Il permet de favoriser l'utilisation de la culture littéraire personnelle dans les travaux de dissertation en français au lycée. Il peut s'utiliser de la sixième à la première. Distribué en début d'année, il se présente sous forme d'un cahier de dix pages (ou d'un fichier informatique) qui répertorie toutes les lectures de l'élève sur une année scolaire (environ dix ouvrages). Chaque élève doit avoir en sa possession environ quarante fiches (soit quatre carnets de dix fiches) après la troisième et soixante après la première.

L'élève complète, au fur et à mesure de ses lectures, les rubriques suivantes :
– nom de l'auteur ;
– siècle ;
– courant littéraire (à indiquer aux plus jeunes) ;
– titre du livre ;
– genre du texte ;
– résumé du livre ;
– extraits de passages ;
– problématiques ou axes d'étude (plus développés en troisième ou au lycée).

Prof en seconde, il vous faudra probablement attendre le jour de la rentrée pour en savoir plus sur vos nouveaux élèves. Vous pourrez profiter, par exemple, de la traditionnelle fiche de présentation, pour les interroger sur les rapports qu'ils entretiennent avec votre matière. Par ce biais, vous aurez un aperçu des difficultés de l'élève vues par lui-même. Essayez d'établir un questionnement précis :

– l'année dernière, qu'aimiez-vous faire dans telle matière ?

– qu'est-ce que vous n'aimiez pas dans cette matière ?

– citez une ou plusieurs de vos difficultés ?

– selon vous, à quoi sert cette matière ?

Par ailleurs, les élèves en difficulté en seconde pourront bénéficier d'une aide individualisée dans plusieurs matières (▶ fiche 9).

LE REDOUBLEMENT

Une situation difficile pour l'élève

Le redoublement existe et, que vous y soyez favorable ou non, il faut faire avec. Alors, autant se préparer aux problèmes éventuels de vos redoublants. Ils risquent de ne pas comprendre pourquoi ils doivent refaire une année, et prendre cela pour une punition. C'est ainsi que certains endosseront le rôle du cancre, difficile à abandonner par la suite.

En outre, la motivation de ces élèves peut facilement se réduire telle une peau de chagrin. Difficile de garder un esprit positif et travailleur quand on refait le même programme ! La conséquence de tout cela est que le redoublement, prévu à la base pour combler des lacunes, peut rapidement tourner au véritable échec. Comment éviter d'en arriver là ?

© Groupe Eyrolles

LE TRUC EN —

Le redoublement s'avère bénéfique en classe de troisième et au lycée, parce qu'il permet de combler des lacunes en vue de suivre l'orientation désirée. En revanche, les différentes études menées depuis quelques années sont d'accord pour dire que la plupart des redoublements au collège sont inutiles – voire néfastes pour l'élève – en ralentissant ses progrès et en mettant à mal sa confiance en lui. Faire redoubler un élève trop hâtivement n'est pas une solution miracle !

L'acceptation du redoublement

Il est impossible de faire progresser un élève contre son gré, il doit être partie prenante pour que le redoublement soit efficace. À l'issue du conseil de classe du troisième trimestre, si vous êtes professeur principal, recevez les familles avec l'élève et expliquez-leur clairement pourquoi vous proposez un redoublement. Faites bien comprendre à l'élève que le redoublement n'est pas une punition pour manque de travail ou un souci éventuel de comportement : c'est une aide qu'on lui propose, une sorte de deuxième chance.

LE TRUC EN —

En fin de cinquième et de première, le choix du redoublement revient à la famille. Vous proposez, elle dispose.
Sur les autres niveaux, en revanche, c'est le conseil de classe qui décide. La famille peut cependant faire appel de la décision…

La mise en place rapide d'une aide personnalisée

En début d'année, essayez de connaître tout de suite les causes du redoublement de vos élèves. En fonction de celles-ci, le discours et l'aide que vous leur donnerez ne seront pas les mêmes. N'hésitez pas non plus à rencontrer très tôt les parents, surtout si vous êtes le professeur principal. Dans tous les cas, les élèves redoublants ont besoin d'une attention particulière de votre part. Interrogez-les souvent à l'oral, sollicitez-les, surtout s'ils sont volontaires. Cela les valorisera d'être dans la position de celui qui explique aux autres, et vous mettrez en valeur leurs connaissances. Ainsi, ils accepteront mieux de vous voir mettre le doigt sur ce qu'ils ne savent pas.

Méfiez-vous aussi des élèves qui nient leurs difficultés ou de ceux qui prétendent savoir parce qu'ils l'ont « déjà fait l'année dernière ». Il faut leur donner confiance mais aussi leur faire comprendre que, s'ils sont là, c'est justement parce que l'année dernière « ils ne savaient pas faire ».

LE TRUC EN —

Tomber dans l'excès d'attention et stigmatiser l'élève. À vous de maîtriser l'art difficile du dosage : ni trop, ni trop peu. Vous pouvez laisser aussi un petit laps de temps à l'élève pour mettre à l'épreuve ses nouvelles résolutions. En revanche, dès que vous sentez qu'il flanche, n'hésitez pas à intervenir en proposant une aide.

Essayez de ne pas trop attendre pour agir par le biais d'une aide spécifique. Même si les élèves rechignent, ils seront contents ensuite de voir qu'ils progressent.

Dès les premiers jours de septembre, nous avons fait un point sur les élèves de ma classe de cinquième avec l'adjoint au principal qui a en charge ce niveau. C'est là que nous avons décidé de mettre en place un PPRE (programme personnalisé de réussite éducative, ▶ fiche 12) pour K., un élève redoublant. Cette proposition avait déjà été faite aux parents l'année précédente, au moment de décider de faire redoubler leur fils. Par ce biais, on espérait le faire profiter au maximum de sa seconde année de cinquième, et surtout éviter qu'il ne répète les erreurs de l'année dernière. Il a fallu évidemment bien cibler ce sur quoi nous allions travailler avec lui : les devoirs à la maison, ainsi qu'une aide en français et anglais pour commencer. »

Maxime, professeur d'EPS et professeur principal en collège.

Les étapes difficiles de la scolarité sont des moments où vos élèves ont particulièrement besoin de vous. Sachez rester à leur écoute, et être disponible pour eux.

Évaluer les connaissances et les compétences des élèves

" Eh, m'sieur, ce sera noté ? "

Pour repérer les difficultés scolaires des élèves, les évaluations sont un outil incontournable. C'est par ce biais que vous allez pouvoir mesurer ce qui est compris, ce qui est acquis et ce que vos élèves savent faire. Il existe plusieurs formes d'évaluations, et sachez qu'évaluation ne rime pas forcément avec notation !

LES DIFFÉRENTS TYPES D'ÉVALUATION

Les évaluations diagnostiques

Ces évaluations se font plutôt en début d'année et peuvent avoir lieu à tous les niveaux de la scolarité. Elles permettent de mesurer « les fondations » sur lesquelles on va élaborer le savoir. Et, c'est bien connu, il est difficile de construire sur du sable…

Jusqu'à la rentrée 2007, l'Éducation nationale testait les acquisitions des élèves à leur entrée en sixième. À partir de 2008, ces évaluations auront désormais lieu en CM2 ; les résultats obtenus suivront l'élève dans le second degré et devront constituer une base de travail pour les professeurs.

LE TRUC EN —

Noter ces évaluations. Une telle note est injuste puisqu'elle sanctionne le travail de l'année précédente. Il y a de meilleurs moyens pour donner envie à un élève de partir d'un bon pied dès la rentrée !

Les évaluations formatives

Ce sont les évaluations que vous faites en cours d'apprentissage, pour vérifier que les élèves ont bien compris la notion que vous venez d'enseigner. Généralement, elles sont rapides et ne se font pas toujours sous forme écrite.

EN PRATIQUE

QUELQUES TYPES D'ÉVALUATIONS RAPIDES

– En début de séance, vous pouvez interroger au hasard un ou deux élèves à l'oral sur le cours qu'ils devaient apprendre pour le jour même. Vous verrez s'ils apprennent leurs leçons et pourrez reprendre ce qui n'est pas su, ou pas compris. N'hésitez pas à noter les élèves (sur cinq points, par exemple).
– En cours de séance, n'hésitez pas à faire formuler – et reformuler – les apprentissages par les élèves.
– Faites faire des exercices à l'écrit et circulez dans les rangs. En sixième, il est très pratique de faire travailler les élèves sur une ardoise, ce qui vous permettra rapidement de voir qui a compris – et qui n'a pas compris.
– En fin de séance, utilisez encore la reformulation pour que les élèves repèrent ce qu'ils doivent comprendre et retenir.

Ces évaluations sont dites formatives, car vous continuez de « former » les élèves tout en les évaluant. Elles vont vous permettre d'insister davantage sur ce qui semble difficile, de revenir immédiatement sur une erreur et de ne pas rester sur une incompréhension.

LE TRUC EN

La fameuse question : « Qui n'a pas compris ? » Généralement tous les élèves se « planquent » et aucun doigt ne se lève. Difficile d'assumer aussi ouvertement une difficulté. Préférez les questions plus positives ou qui mettent les élèves en valeur, comme « Qui est capable de réexpliquer à ses camarades ? »

Les évaluations sommatives

Elles vous permettent d'évaluer ce qui a été fait en classe, une fois que le travail d'apprentissage est terminé. Vous n'êtes pas obligé de les noter. Il est nécessaire :

- d'accorder aux élèves, avant l'évaluation, un temps d'apprentissage à la maison pour « digérer » ce qui a été fait en classe ;
- de prévenir vos élèves une semaine à l'avance, pour les contrôles portant sur plusieurs séances – voire plusieurs séquences ;
- de ne pas s'interdire des contrôles inopinés sur une leçon que vous venez de finir. Vous aurez pris soin de prévenir vos élèves en début d'année que vous pouvez évaluer l'apprentissage d'un cours à tout moment ;
- d'indiquer aux élèves, après l'évaluation, ce qu'ils ont réussi à faire et comment ils doivent s'y prendre pour réussir là où ils ont échoué.

LE TRUC EN —

Le contrôle surprise qui évalue les acquisitions de toute une séquence et auquel vous attribuez de surcroît un coefficient double. C'est également contre-productif car vous évaluerez un travail non préparé, et vos élèves seront découragés pour la suite.

Le livret de connaissances et de compétences

À partir de la rentrée 2008, un outil pour évaluer les connaissances et compétences acquises par les élèves (et qui existe déjà en primaire) fera son entrée au collège (décret 2007-860 du 14 mai 2007). Il s'agit du livret de connaissances et de compétences, qui s'inscrit dans le cadre européen du socle commun. Il ne concerne (au moins dans un premier temps) que la scolarité obligatoire et donc pas le lycée. Chaque élève aura un livret, complété par les professeurs, qui comportera sept grandes compétences fondamentales et transversales. Parmi ces dernières, on peut notamment citer la maîtrise de la langue française, la pratique d'une langue vivante étrangère, ou encore les principaux éléments de mathématiques et la culture scientifique et technologique.

EN PRATIQUE

EXTRAIT DU LIVRET DE CONNAISSANCES ET DE COMPÉTENCES (VERSION EXPÉRIMENTALE)

Les paliers 3 et 4 sont ceux qui concernent le collège (les paliers 1 et 2 correspondant au primaire). Dans le second degré, une première validation se fait à la fin de la sixième (palier 3) et une deuxième, en fin de troisième (palier 4). Mais les différentes compétences, elles, peuvent être évaluées tout au long de la scolarité au collège, en fonction des programmes. Au cours de la validation, le professeur doit noter dans les cases blanches et grises la date d'acquisition de la compétence par l'élève. La compétence finale ne pourra être validée que si toutes les autres l'ont été précédemment par les différents professeurs ayant en charge ces apprentissages.

	PALIERS			
	1	2	3	4
CONNAÎTRE LES PRINCIPES ET LES FONDEMENTS DE LA VIE CIVIQUE ET SOCIALE				
Connaître les principaux droits de l'homme et du citoyen, les droits de l'enfant				
Connaître les valeurs, les symboles, les institutions de la République, connaître les règles fondamentales de la démocratie et de la justice				
Connaître le rôle de la Défense nationale et des organismes internationaux				
AVOIR UN COMPORTEMENT RESPONSABLE				
Connaître, comprendre et respecter les règles de la vie collective				
Comprendre l'importance du respect mutuel et accepter les différences				
Connaître et mettre en œuvre les comportements favorables à sa santé et à sa sécurité				
Connaître les différents types de médias				
Faire preuve d'esprit critique				
PARTICIPER À DES ACTIONS ET À DES PROJETS COLLECTIFS				
Participer en équipe à la réalisation d'une recherche et d'une production				
Participer à une action d'intérêt général				
Participer à une activité sportive collective				
LA COMPÉTENCE EST VALIDÉE				

Chaque élève pourra avoir accès à son livret régulièrement (en fin de trimestre, d'année ou de cycle) pour qu'il puisse prendre conscience de ses progrès.

Pour les professeurs, ces documents permettent de dresser un état des compétences préalablement acquises.

DES CLASSES SANS NOTES !

L'intérêt d'« évacuer » les notes

Le fait de ne pas noter les élèves permet :

- d'obtenir un meilleur investissement des élèves en difficulté jusqu'à la fin de l'année ;
- de générer moins de stress, moins de compétition et donc une meilleure ambiance de travail ;
- de favoriser chez les élèves une meilleure conscience de ce que l'on attend d'eux, et donc de ce qu'ils doivent apprendre ;
- de comprendre et analyser les échecs, évitant aux adolescents de se sentir enfermés dans une catégorie (bon/mauvais élève) ;
- d'inciter les élèves à progresser, en mettant en avant tout ce qui est positif ou acquis et en montrant ce qui doit être encore travaillé ;
- d'améliorer leur estime de soi. Ainsi, les adolescents ne parlent plus de « je suis nul » ou de « mauvaise note » mais de compétences acquises ou non acquises. Ceci est une véritable révolution dans la manière de percevoir son niveau scolaire.

Attention ! Évincer totalement la notation n'est pas possible dans le système actuel. En admettant qu'un conseil de classe puisse s'en passer, tous nos diplômes reposent sur la note, et le contrôle continu au brevet exige la présence d'une note chiffrée par matière. Sans oublier tous ceux qui sont attachés à la note chiffrée et qu'il va vous falloir convaincre : collègues, hiérarchie, parents et élèves !

Comment alors pouvez-vous mettre en place un tel dispositif ?

Mise en place du dispositif

Le but est qu'il n'y ait plus de notes sur les copies. L'évaluation des élèves est faite à partir de bilans de compétences pour chacune des disciplines. La seule note que les élèves ont est celle qui, calculée à partir du bilan des compétences, apparaît en fin de trimestre sur le bulletin.

Ainsi, chaque devoir ou exercice est conçu en déterminant précisément au préalable vos attentes en termes d'apprentissage. L'évaluation ne comporte pas de note ni de points, mais quatre critères :

- acquis (A) ;
- en cours d'acquisition + (CA+) ;
- en cours d'acquisition - (CA-) ;
- non acquis (NA).

EN PRATIQUE

SUJET DE RÉDACTION AVEC GRILLE DE COMPÉTENCE
NIVEAU QUATRIÈME

Sujet : d'après la nouvelle de Prosper Mérimée, *La Perle de Tolède*, imaginez que vous êtes Tuzani et que vous écrivez à l'amant de la Perle de Tolède pour le provoquer en duel.

COMPÉTENCES ÉVALUÉES

Compétence 1
Comprendre une histoire lue : exprimer les raisons du duel et sentiments de Tuzani

A	CA +	CA -	NA

Compétence 2
Comprendre un sujet de rédaction : respect de la situation d'énonciation (émetteur, destinataire, lieu, temps)

A	CA +	CA -	NA

Compétence 3
Respecter les codes de la lettre : indiquer les lieux, date, formule d'appel, de politesse, signature

A	CA +	CA -	NA

Compétence 4
Construire des phrases correctes : construire des phrases qui ont un sens, une ponctuation, une organisation grammaticale

A	CA +	CA -	NA

…/…

.../...

Compétence 5
Construire des phrases complexes : construire des phrases avec au moins deux propositions.

A   CA +   CA -   NA

Compétence 6
Choisir son vocabulaire : utiliser un lexique varié, riche et au registre de langue adapté

A   CA +   CA -   NA

Compétence 7
Choisir les temps des verbes : utiliser le système du présent : passé composé, présent, futur de l'indicatif

A   CA +   CA -   NA

Compétence 8
Conjuguer et accorder des verbes : conjuguer au présent et au futur de l'indicatif

A   CA +   CA -   NA

Compétence 9
Faire les accords grammaticaux : accorder déterminants, noms, adjectifs, participes

A   CA +   CA -   NA

Compétence 10
Organiser un texte : faire des paragraphes et organiser ses idées

A   CA +   CA -   NA

LE TRUC EN +

Une même compétence peut être évaluée plusieurs fois dans le trimestre, cela permet aux élèves plus lents de réussir aussi, même en prenant plus de temps.

Comment établir une note finale ?

Chaque enseignant peut utiliser un tableur (par exemple Microsoft Excel) où sont notées les compétences évaluées tout au long d'un trimestre. Le calcul de la note de fin de trimestre se fait comme suit :

- 0 point : compétence non acquise ;
- 1 point : compétence en cours d'acquisition – ;
- 2 points : compétence en cours d'acquisition + ;
- 3 points : compétence acquise.

L'ordinateur calcule le nombre de points obtenus à la fin du trimestre, et le ramène à une note sur 20, qui sera écrite sur le bulletin de l'élève.

LE TRUC EN +

Sans ordinateur, utilisez notre bonne vieille règle de trois.
Un exemple : avec douze compétences à acquérir en un trimestre, le nombre de points maximal que l'élève peut atteindre est de 36 (3 x 12). Un élève qui cumulerait donc un nombre de points de 21 sur 36 obtiendrait la note de 11,66 sur 20 (21 x 20/36).

Bien entendu, il est important de recommencer à zéro à chaque trimestre.

Testez, contrôlez, mesurez, jaugez les acquisitions de vos élèves pour savoir où ils en sont dans leur apprentissage. Osez innover aussi, en essayant de vous débarrasser des notes qui sont parfois un frein au progrès des plus fragiles.

Analyser les résultats

C'est grave, docteur ?

Les évaluations que vous menez dans vos classes ne sont pas qu'un outil de mesure. Elles ne servent pas à grand-chose si vous ne vous en servez pas pour modifier votre pratique d'enseignant et pour remédier aux difficultés de vos élèves. Il vous faut trouver les origines de l'échec par le dialogue avec l'élève (et éventuellement sa famille) et l'analyse des erreurs, afin d'agir là où le bât blesse. Ainsi, vous pourrez vous interroger à bon escient sur votre manière d'enseigner pour aider les élèves à surmonter leurs difficultés.

INSTAURER LE DIALOGUE

Parler avec les élèves et les familles

Dès le début de l'année, montrez à vos élèves qu'à tout moment, ils pourront dialoguer avec vous s'ils le souhaitent. Précisez-le dans le « discours » de rentrée que vous faites à chacune de vos classes et renouvelez le message régulièrement.

> **LE TRUC EN +**
>
> Si vous êtes adepte des fiches de rentrée, vous pouvez inclure une question du type : « Y a-t-il quelque chose que vous voulez que je sache et que je ne divulguerai pas ? » L'élève ne se confiera peut-être pas, mais vous lui laissez la porte ouverte.

Au fil de l'année, préférez plutôt les fins de cours, quand tout le monde est sorti de la classe pour évoquer un problème en privé. Précisez simplement à l'élève que vous voulez lui parler à la fin de l'heure.

Parfois, le seul fait de savoir qu'un adulte s'intéresse à lui peut déjà lui rendre service. Voici quelques exemples d'amorces de dialogue : « J'ai remarqué ces temps-ci que tu as l'air moins en forme…/ que tu as l'air soucieux…/ que tu as l'air triste …»

LE TRUC EN —

Forcer la main de l'élève. Il ne vous parlera que s'il en sent le besoin. De plus, vous n'êtes peut-être pas l'adulte avec lequel il se sent le plus en confiance.

Profitez des réunions « parents-profs » institutionnalisées dans les établissements. Souvent, il y en a deux dans l'année, qui peuvent être aussi l'occasion de remettre les bulletins trimestriels en main propre à la famille. Mais n'attendez pas forcément ; vous pouvez très bien demander un rendez-vous aux parents pour évoquer un problème précis avec leur enfant. Discutez des difficultés scolaires, mais pas seulement ; évoquez d'éventuels problèmes sociaux, familiaux, etc. Certains parents ont tendance à vous faire endosser un rôle que vous n'avez pas à tenir (parent de substitution, assistante sociale, voire parfois médecin…). Après les avoir orientés vers la personne compétente en la matière, essayez – de manière courtoise mais ferme – de recentrer la discussion sur ce qui vous préoccupe. À vous de conseiller, quand c'est nécessaire, et, surtout, d'orienter vers la bonne personne (▶ fiche 1).

Faire évaluer son travail de prof par les élèves

Les difficultés peuvent venir de l'élève, mais il n'est pas exclu qu'elles viennent de vous – ou plutôt de votre enseignement. Le but n'est évidemment pas de se flageller, mais de modifier sa pratique pour que, la prochaine fois, « ça passe mieux ». Pour cela, vous pouvez faire évaluer votre enseignement par vos élèves, afin de voir comment ils perçoivent votre travail.

LE TRUC EN +

Les évaluations doivent rester anonymes si vous voulez que les élèves
soient sincères.

EN PRATIQUE

EXEMPLE D'ÉVALUATION GÉNÉRALE SUR SA MANIÈRE D'ENSEIGNER

Ce type d'évaluation peut être proposé aux élèves en fin de séquence, de
trimestre ou d'année.

L'enseignant est disponible pour les élèves	Très rarement	Plutôt rarement	Souvent	Très souvent
Le travail demandé est difficile	Jamais	Parfois	Souvent	Très souvent
Le travail demandé est clair (facile à comprendre)	Jamais	Plutôt rarement	Souvent	Très souvent
Le travail demandé est intéressant	Jamais	Parfois	Souvent	Très souvent
L'enseignant explique clairement les éléments difficiles	Très rarement	Plutôt rarement	Souvent	Très souvent
La sévérité dans la notation est	Très faible	Plutôt faible	Plutôt grande	Très grande
L'enseignant exige une quantité de travail en classe	Très faible	Plutôt faible	Plutôt grande	Très grande
Les supports de travail sont	Toujours les mêmes	Un peu variés	Variés	Très variés
L'enseignant vient en aide aux élèves en difficulté	Jamais	Plutôt rarement	Plutôt souvent	Très souvent
L'enseignant encourage à poser des questions pendant le cours	Très peu	Peu	Parfois	Souvent
L'enseignant met en valeur les succès, les progrès, et les commentaires intelligents des élèves	Jamais	Plutôt rarement	Plutôt souvent	Très souvent
L'enseignant vérifie si la majorité des élèves a compris	Jamais	Plutôt rarement	Plutôt souvent	Très souvent
L'enseignant accepte facilement de reprendre des explications	Très rarement	Plutôt rarement	Souvent	Très souvent
Le cours est intéressant	Très peu	Peu	Parfois	Souvent

REMÉDIER AUX ERREURS DES ÉLÈVES

Repérer les erreurs collectives

L'analyse des évaluations diagnostiques du mois de septembre (▶ fiche 4) va vous permettre de fabriquer plus précisément votre programme de l'année. Pour analyser les résultats d'une classe :

• choisissez les compétences des années antérieures qu'il vous semble essentiel de tester en début d'année ;

• proposez un exercice par compétence, que vous évaluerez en points chiffrés ou sans note, par le degré d'acquisition des compétences (▶ fiche 4) ;

• réalisez un tableau des compétences testées (▶ *En pratique*).

Si certaines compétences sont « non acquises » ou « en cours d'acquisition » pour une majorité d'élèves, adaptez votre progression annuelle en y intégrant les notions à revoir. Si la majorité n'est pas atteinte, mais que plus d'un tiers des élèves n'a pas acquis une compétence, pensez à la retravailler en groupe d'aide et formez vos groupes de niveaux (▶ fiches 9, 10, 11).

EN PRATIQUE

GRILLE D'ANALYSE POUR UNE CLASSE DE 27 ÉLÈVES

	Niveau 1 (NA)	Niveau 2 (CA-)	Niveau 3 (CA +)	Niveau 4 (A)
Compétence 1	xxxxxxxx	xxxxxxxx	xxxx	xxxxx
Compétence 2	xxxxxx	xxxx	xxxxxxxx	xxxxxxxxx

Chaque compétence comporte un total de 27 croix (une par élève). La compétence 1 n'est pas correctement acquise par 17 élèves sur 27, il faut la revoir en classe. La compétence 2, n'est pas correctement acquise par 10 élèves, il sera bon de la retravailler en groupe d'aide…

Comprendre les erreurs dans la classe

Rebondissez sur les erreurs, même si c'est parfois tentant de les esquiver ou de les passer sous silence. Vos élèves apprennent plus des fautes de leurs camarades que de la bonne réponse d'un seul.

Quand un élève se trompe, demandez-lui d'expliquer son raisonnement : « Comment as-tu fait pour trouver ce résultat ou cette réponse ? » Le but est de comprendre l'origine de la difficulté. Cela vous permettra peut-être de lever immédiatement des ambiguïtés ou des incompréhensions qui ne vous avaient pas sauté aux yeux.

> **LE TRUC EN ─**
>
> Orienter les réponses des élèves : « Tu as dit ça parce que tu as cru que… »
> Si vous répondez à leur place, autant ne rien leur demander.

Mener des entretiens individuels métacognitifs

Le mot paraît barbare, mais pas de panique ! Un entretien dit « métacognitif » est tout simplement un entretien d'explication. Concrètement, vous vous entretenez en privé avec un seul élève sur les réponses qu'il a pu donner à un contrôle ou à une évaluation. Choisissez plutôt les élèves en difficulté, voire en très grande difficulté.

L'objectif pour vous est de comprendre l'origine des erreurs des élèves pour pouvoir ensuite y remédier par un dispositif d'aide comme un PPRE (▶ fiche 12). Cela demande de votre part un travail d'analyse approfondi.

Les professeurs peuvent rechigner à pratiquer ce type d'entretien, faute de temps – et de rémunération. Si vous ne voulez pas faire de bénévolat, votre chef d'établissement acceptera peut-être de rémunérer ce travail chronophage, en HSE (heures supplémentaires effectives). Il se peut également qu'une heure de votre emploi du temps, comprise dans votre service ou rémunérée en HSA (heure supplémentaire année) ait été réservée à un travail dans un tel dispositif d'aide…

EN PRATIQUE

DÉROULEMENT D'UN ENTRETIEN MÉTACOGNITIF

- Choisissez soigneusement le cadre de votre entretien : pour l'élève comme pour vous, ce n'est pas pareil si c'est dans une classe, dans le couloir, dans une salle de réunion, au CDI. Préférez, quoi qu'il arrive, un endroit sans témoin.
- Accordez-vous du temps : évitez de bâcler cela en cinq minutes sur un coin de table. Un minimum d'une demi-heure semble nécessaire pour laisser le temps à l'élève de réfléchir. N'excédez pas non plus une heure.
- Menez l'entretien à deux adultes (faites-vous seconder par un autre professeur, le CPE, le documentaliste, le COP...) : l'un pose les questions pendant que l'autre note toutes les réponses de l'élève pour pouvoir s'en souvenir et y réfléchir ensuite. Dites à l'élève clairement ce que chacun de vous fait.
- Indiquez à l'élève ce que vous attendez de lui : répondre aux questions qu'on va lui poser pour comprendre comment il a travaillé, comment il s'y est pris.
- Posez des questions du type : « Comment as-tu procédé ? Comment se fait-il que tu n'aies pas répondu ? Qu'est-ce qu'on te demandait de faire ? », etc.

Le dialogue est donc une bonne base de travail pour analyser les résultats de vos élèves. Privilégier la communication vous permettra d'adapter chaque année, en fonction des groupes d'élèves, votre pratique d'enseignant pour répondre efficacement aux besoins de vos chères têtes blondes. Cela prend du temps, certes... mais le jeu en vaut la chandelle !

Donner des méthodes de travail

Le discours de la méthode

Comprendre une consigne, prendre un cours en note, faire des fiches… Voilà autant de compétences que les élèves maîtrisent mal – voire pas du tout. Pour traiter ces difficultés à la base, proposez que vos élèves bénéficient d'une heure de méthodologie hebdomadaire. Cela s'avérera particulièrement nécessaire chez les plus jeunes, ou dans les niveaux de début de cycle. Dans l'idéal, collaborez avec d'autres profs de différentes matières pour construire des compétences transversales, utiles aux élèves dans tous les cours.

CRÉER UN DISPOSITIF D'AIDE MÉTHODOLOGIQUE

Une heure de méthodologie transversale hebdomadaire

Si vous faites le choix pédagogique d'inscrire une heure de méthodologie à l'emploi du temps des élèves, qu'ils soient au collège ou au lycée, ce choix doit bien sûr être inscrit dans la DHG. Pensez à proposer ce dispositif dans les classes à examen qui ne disposent pas d'heure d'aide spécifique. Comme cette heure de méthodologie concerne toutes les disciplines, elle peut être prise en charge par un professeur de n'importe quelle matière.

L'idéal est que tout un niveau de classes soit concerné (par exemple, tous les élèves de sixième de l'établissement) et que l'heure ait lieu au même moment pour toutes les classes. Il sera ainsi possible que les enseignants interviennent, non pas sur leur classe attitrée, mais sur des groupes de niveau mélangeant des élèves issus de classes différentes (voir plus bas).

Mais attention ! Les élèves risquent de ne pas prendre cette matière très au sérieux, de ne pas travailler, voire de la « sécher ». Quelques idées pour éviter cela :

• pour les plus jeunes, vous pouvez donner un nom attractif à cette nouvelle matière, par exemple, « stratégie pour réussir » ;

• demandez à votre chef d'établissement de placer cette heure à un moment ou les élèves sont attentifs (plutôt le matin avant 11 heures) ;

• dès le début de l'année, indiquez aux élèves qu'ils auront une appréciation trimestrielle – voire une note – sur leur bulletin.

Groupes ou pas groupes ?

Avec votre classe, débutez par les compétences que vous jugez essentielles. Consacrez le premier trimestre à cela, puis faites une évaluation écrite afin de tester l'acquisition de ces compétences.

Une fois vos évaluations corrigées, répartissez vos élèves en groupes en fonction des résultats obtenus, pour constituer, avec vos collègues qui auront procédé de la même façon, de nouvelles « classes ». Le contenu du cours et les méthodes seront adaptés, dans chaque « classe » de méthodologie, au niveau et aux difficultés des élèves.

Au troisième trimestre, faites des aides personnalisées (▶ fiche 12) en fonction des besoins, vous pouvez également recentrer votre enseignement sur la matière que vous enseignez.

EN PRATIQUE

EXEMPLE DE TYPES D'ÉVALUATION
POUR DIFFÉRENTES COMPÉTENCES

– Utiliser son cahier de texte (niveau sixième). Dictez des devoirs à faire aux élèves, voyez s'ils ont noté toutes les informations principales et s'ils ont utilisé des abréviations quand c'est nécessaire : pour la matière, l'indication de page, d'exercices, etc.
– Prendre un cours en note (niveau troisième et lycée).
– Faire des fiches (tous niveaux).
– Comprendre une consigne (tous niveaux).
– Utiliser des outils de recherche (tous niveaux).

APPRENDRE À OPTIMISER LE COURS DU PROF

Quelle que soit votre discipline, il va falloir armer vos élèves d'outils indispensables à une efficacité scolaire en béton !

L'apprentissage de la prise de notes

- Indiquez aux élèves que prendre un cours en note, c'est choisir les informations importantes qui permettent la construction du sens. Aidez-les à choisir ce qu'ils doivent écrire, notamment en répétant plusieurs fois la même chose avec des formulations différentes. Notez au tableau le plan du cours, ainsi que les mots difficiles. Ponctuellement, vous pouvez aussi leur indiquer ce qu'il est essentiel de noter.

- Précisez-leur qu'ils doivent faire des phrases nominales en supprimant les verbes conjugués quand ils ne sont pas primordiaux, ainsi que les déterminants et les mots qui n'apportent aucune information (les accords Matignon ont été signés en 1936/accords Matignon : 1936).

- Malgré leur usage intensif des SMS, fournissez-leur tout de même un stock d'abréviations essentielles – et plus académiques !

Construire des fiches de synthèse

Pour réviser le brevet ou le bac, apprenez à vos élèves à faire des fiches : c'est un bon moyen de comprendre la logique d'une leçon en faisant apparaître très clairement son plan. Chaque fiche doit :

- adopter la même présentation,
- indiquer tous les titres en entier,
- utiliser une couleur différente pour les titres des subdivisions à l'intérieur des parties du cours ;
- n'indiquer que les informations absolument essentielles à l'intérieur des subdivisions ;
- insistez sur l'organisation interne des fiches, mais également sur la façon de les classer.

APPRENDRE À COMPRENDRE UNE CONSIGNE

Ne négligez pas le problème de la lecture des consignes, car il est souvent la cause de nombreuses erreurs lors des contrôles et exercices. Les élèves – quel que soit leur niveau – ont parfois du mal à lire une consigne dans son entier et à comprendre ce qu'ils doivent faire.

Travailler sur les verbes de consigne

Au collège, les verbes de consigne, même simples, ne sont pas forcément assimilés. Voici une liste de verbes, classés du moins difficile au plus difficile et qui posent souvent des problèmes aux élèves :

• Niveau collège :
  – reproduire,
  – placer et compléter,
  – indiquer et nommer,
  – retrouver, relever et repérer,
  – définir,
  – trier, ordonner, classer et ranger.
• Niveaux collège et lycée ;
  – caractériser et décrire,
  – expliquer,
  – montrer, démontrer, prouver, mettre en évidence, justifier,
  – conclure et déduire,
  – résumer,
  – proposer et émettre une hypothèse.

Partez d'exemples concrets d'exercices pour que les élèves puissent construire leur propre définition du verbe donné.

┌───┐
│ **EN PRATIQUE**   │
│   │
│   ## FICHE DU VERBE « RELEVER » – NIVEAU SIXIÈME   │
│   │
│ ### EXERCICE 1   │
│   │
│ Consigne : Relevez dans cette phrase deux adjectifs qualificatifs.│
│ *La voiture rouge d'Isabelle est garée sur un immense parking.*   │
│ Réponse attendue : « rouge » et « immense ».   │
│   │
│ ### EXERCICE 2 :   │
│   │
│ Consigne : Relevez dans le tableau la température moyenne de mardi, à │
│ Toulouse.   │

	Lundi	Mardi	Mercredi	Jeudi	Vendredi
Toulouse	6 °C	7 °C	9 °C	9 °C	11 °C
Paris	4 °C	4 °C	6,5 °C	8 °C	8 °C
Strasbourg	3 °C	4 °C	5 °C	5 °C	8 °C

│ Réponse attendue : 7 °C   │
│ Les élèves peuvent voir que quand on leur demande de relever une infor- │
│ mation, ils doivent chercher cette information dans un document et la reco- │
│ pier.   │
└───┘

Vous pouvez également ne proposer que les solutions des exercices, et c'est aux élèves de retrouver la consigne.

Utiliser le tri et le classement

Le tri et le classement ont l'avantage de forcer l'élève à réfléchir. Utilisez des sujets d'annales de brevet ou de bac, et faites travailler les élèves uniquement sur les questions pour qu'ils réfléchissent à leur démarche, plutôt qu'à la réponse à donner.

Ne fournissez pas aux élèves le document support de l'exercice (le texte du problème/la figure géométrique/le texte d'étude/les différents documents). Ils ne doivent travailler que sur les questions.

EN PRATIQUE

EXTRAIT D'UN TRAVAIL SUR UN TEXTE PRÉPARANT AU BREVET DE FRANÇAIS

Consigne aux élèves : classer chaque consigne selon le travail qu'elle nécessite (recopier une information du texte, chercher une information dans le texte et la reformuler, interpréter un élément donné, utiliser une partie du cours préalablement appris).

1) Quelles sont les deux réactions successives de Yannick à l'égard de son clone? [*chercher une information et reformuler.*]

2) Définissez le caractère du clone de Yannick? Expliquez puis justifiez par une phrase du texte. [*interpréter + recopier une information du texte.*]

3) Quelle est la valeur du présent, lignes 29-30? [*utiliser son cours.*]

4) Donnez la nature et la fonction d'«affreusement» (ligne 36) [*utiliser son cours.*]

[...]

APPRENDRE À UTILISER UN DICTIONNAIRE

Comment chercher dans un dictionnaire ?

Il est très intéressant de travailler sur ce point, car bien des élèves ne savent pas chercher dans un dictionnaire, ni même lire une définition. Or, ce travail, qu'on attribue plus généralement aux professeurs de français et aux documentalistes, concerne, en fait, la plupart des matières.

Découpez le travail en deux phases :

- première étape : connaître parfaitement l'ordre des lettres dans l'alphabet (« petites classes » de collège) ;
- deuxième étape : regarder la première lettre d'un mot à chercher, puis la deuxième, puis la troisième, etc., puis comparer ce mot à celui qui figure en-tête d'une page donnée du dictionnaire, pour savoir s'il se trouve avant ou après.

Comment lire les informations du dictionnaire ?

Une fois que les élèves ont trouvé un mot dans le dictionnaire, ils ne savent pas forcément en donner une définition, ni exploiter toutes les informations. Placez-les devant une définition et faites-leur énumérer ce qu'ils ne comprennent pas. Proposez ensuite une visite guidée du dictionnaire :

• faites-leur noter le sens des principales abréviations ;

• expliquez-leur l'utilisation des tableaux de conjugaison en fin de dictionnaire ou en début.

Pour finir, vos élèves doivent comprendre qu'un mot a souvent plusieurs acceptions et qu'il faut donc utiliser le contexte dans lequel le mot est employé pour choisir la définition la plus pertinente.

Et pour vérifier l'acquisition de toutes ces informations, rien de tel qu'un peu de pratique...

EN PRATIQUE

LE JEU DU DICTIONNAIRE

Au premier tour, vous serez le maître du jeu, puis vous céderez ensuite la place à un élève volontaire. Feuilletez le dictionnaire et choisissez un mot qu'aucun élève ne connaît. Chaque élève doit rédiger une définition de ce mot en étant le plus réaliste possible dans le style utilisé, mais également dans les abréviations employées. En revanche, ils peuvent laisser libre court à leur imagination, ça n'en sera que plus drôle. De votre côté, recopiez la véritable définition. Ramassez toutes les définitions proposées en y incluant la vôtre. Numérotez chaque définition puis lisez-les aux élèves qui doivent choisir quelle est la bonne selon eux. Attribuez un point à chaque définition à chaque fois qu'elle est choisie puis restituez les points à son auteur lorsque celui-ci sera dévoilé (exemple : une définition choisie par trois élèves différents rapporte trois points à son auteur). Les élèves qui choisissent la véritable définition gagnent un point en plus. Faites un nouveau tour en changeant le maître du jeu.

Plutôt que de vous plaindre que les élèves n'ont pas de méthodes de travail et de rejeter éventuellement la faute sur leurs profs des années antérieures, prenez le problème à bras-le-corps, avec l'aide de quelques collègues également motivés. Montez un dispositif de soutien méthodologique pour qu'enfin vous puissiez vous consacrer à d'autres compétences dans votre matière.

Miser sur la transversalité

Un pont entre deux rives

Prévoyez des projets transversaux qui rythmeront votre année scolaire. Tout ce qui permet aux élèves de sortir du cadre souvent rigide du cours traditionnel est bon à prendre, notamment pour ceux qui sont brouillés avec l'école. C'est une chance donnée aux élèves de surmonter certaines de leurs difficultés. Pour que cette entreprise ne se transforme pas en casse-tête chinois, suivez le guide !

PARTICIPER À DES PROJETS INTERDISCIPLINAIRES INSTITUTIONNALISÉS

Les itinéraires de découverte

Créés en 2002, les itinéraires de découverte (IDD) permettent de développer un travail avec les élèves de cinquième et quatrième, dans deux disciplines différentes (toutes les alliances sont possibles) autour d'un sujet commun. Dans un IDD mathématiques/français, il pourra s'agir, par exemple, d'écrire une nouvelle policière à énigmes mathématiques. Dans un IDD technologie/anglais, les élèves devront réaliser un guide touristique sous forme de site Internet… Les élèves sont, bien sûr, guidés dans leurs réalisations par vos soins.

Vous avez toute latitude pour inventer votre propre sujet, qui doit cependant s'inscrire dans un des grands domaines suivants :

– la nature et le corps humain ;

– les arts et les humanités ;

– les langues et les civilisations ;

– la création et les techniques.

Les IDD durent généralement un semestre (soit environ 26 heures pour les élèves) ou une année complète (environ 52 heures). Généralement, ils ne commencent pas dès la rentrée, vous laissant ainsi le temps de préparer soigneusement votre projet.

Les résultats obtenus en IDD avec des élèves d'habitude peu intéressés, voire totalement inactifs, sont souvent très positifs. C'est donc un bon moyen pour valoriser ceux qui sont en échec.

Essayez de prendre la classe en même temps que votre collègue pour ne pas trop scinder vos deux disciplines. Si ce n'est pas possible, on peut également séparer la classe en deux groupes qui iront tour à tour avec chacun des deux professeurs.

LE TRUC EN ┼

Notez les productions « made in IDD » pour valoriser le travail réalisé, mais également pour que les plus récalcitrants aient bien conscience qu'ils ne sont pas là en touristes. N'hésitez pas non plus à mettre une appréciation sur les bulletins même si ça demande un petit peu de temps.

« *Jean-Christophe : avec deux classes de quatrième, Manuela et moi avons monté un IDD rap. On a choisi ce thème parce que les élèves sont passionnés – notre collège est situé dans une ville qui est un des berceaux français de ce courant musical. Chaque élève a un semestre pour produire un rap anglais. Parallèlement à cela, je leur fais découvrir les origines du rap, notamment le rap américain qu'ils connaissent peu. Je leur ai demandé de faire des exposés.*

Manuela : j'ai commencé le travail en leur faisant écrire leur texte, sur le sujet de leur choix (les relations filles/garçons, l'école, l'argent, etc.). J'ai fait également une séance sur le vocabulaire utilisé dans le rap américain, ainsi qu'une séance de prononciation, avec notamment l'étude de l'accent tonique.

Jean-Christophe : une fois les textes préparés, nous avons travaillé le rythme avec la scansion. Certains élèves font ça d'une manière quasi innée, tant ils baignent dans ce genre musical. Les autres, je les aide à utiliser l'accent tonique comme point d'appui dans chaque phrase. À chaque fois, ils font plusieurs essais de rythme en variant le débit. On travaille sur ordinateur à partir de sons existants à l'aide de logiciels multipistes (Audacity qui a une convention avec l'Éducation nationale

*et que l'on peut utiliser librement et Magix, qui envoie un exemplaire
gratuit sur demande du professeur).*

*Manuela : ce genre de travail est toujours très porteur pour les élèves.
Ça leur permet d'élargir leur horizon culturel ; les élèves en difficulté,
par ailleurs, peuvent réussir mieux que les autres et se passionnent
pour des matières qui, au départ, les rebutaient. »*

Jean-Christophe, professeur de musique
et Manuela, professeur d'anglais en collège.

Les travaux pratiques encadrés

Les travaux pratiques encadrés (TPE) sont nés parallèlement aux
IDD, mais dans les classes de lycée général et technologique, en première et terminale. Aujourd'hui, ils n'existent plus en terminale, mais
demeurent en première, et sont évalués au bac sous forme d'épreuve
obligatoire anticipée. Les TPE sont dotés d'un coefficient 2, mais seuls
comptent les points au-dessus de la moyenne.

L'objectif des TPE est de favoriser l'autonomie par un travail de recherche concernant au moins deux disciplines. Les élèves doivent également réaliser une production avec une synthèse écrite et orale. Cela
doit aider ceux qui ont le plus de difficultés, grâce à un travail personnel
et concret sur un sujet donné. Ces sujets sont bien sûr étroitement liés
au programme de l'année de première. Les élèves choisissent parmi
les thèmes nationaux définis selon les filières. Ils peuvent travailler en
groupe mais sont évalués individuellement. L'élève dispose de deux
heures hebdomadaires de travail avec les professeurs concernés,
séances pendant lesquelles ils sont totalement autonomes par groupe.
Le prof a surtout un rôle de guide et de conseil, leur donnant les pistes
de travail, de recherches à faire, de lieux à visiter ou de personnes à
rencontrer.

Les enseignants travaillent sur la base du volontariat, mais il arrive parfois qu'ils n'aient pas trop le choix lorsque le TPE permet de compléter
leur service.

Exemples de grands thèmes pour la série ES en 2007/2008 : la presse
écrite, les entreprises et leurs stratégies territoriales, ou encore la
famille.

« J'ai l'habitude de faire des TPE avec des collègues de physique et d'anglais. Les premières séances avec les élèves sont consacrées à la recherche du sujet et à la constitution de groupes de trois élèves de préférence. À la fin de chaque séance, les élèves remplissent un cahier de bord qui indique les documents consultés, le travail effectué, la répartition des tâches, les difficultés rencontrées et les objectifs pour la semaine suivante.

Pour trouver le sujet, nous leur citons des exemples de thèmes et sous-thèmes. Avec l'expérience, on s'aperçoit que ce qui marche, ce sont les sujets précis. Par exemple, le sujet « les OGM » est trop vaste pour que le TPE soit intéressant, par contre « le maïs BT, un exemple d'OGM » est un sujet qui peut mieux marcher ; de même, plutôt que « les volcans », préférer « Le Piton de la Fournaise, un exemple de point chaud ».

Les productions peuvent et doivent être variées : on essaye de bien insister là-dessus. CD-ROM/expérience/dossier/site Internet/action au sein du lycée/exploitation d'une visite de musée ou de rencontres avec des professionnels... Par exemple, cette année, des élèves travaillent sur :

- les bactéries transgéniques avec construction d'un site Internet dont une partie est traduite en anglais ;

- la fabrication d'un CD-ROM sur les orages et le corps humain avec vidéos, et démonstration de l'utilisation d'un défibrillateur sur un élève « foudroyé », lors de l'oral de présentation ;

- la création d'un dossier sur le sucre avec quiz, la fabrication de caramel et un test pour comparer l'aspartame au sucre saccharose, etc. »

Mathilde, professeur de SVT en lycée.

MONTER DES PROJETS DANS LA CLASSE OU LES ÉTABLISSEMENTS

Les classes à projets artistiques et culturels (classes à Pac)

Lancée en 2000, la classe à projet artistique et culturel vous permet, au collège ou au lycée, de proposer, dans le cadre à la fois des horaires et des programmes, une expérience artistique et culturelle pour tous les enfants de la classe (et non les seuls volontaires). Elle se déroule avec le concours d'artistes et de professionnels de la culture qui interviennent entre 8 et 15 heures par an. Elle permet de travailler sur un projet artistique quel qu'il soit. Le rectorat, la Direction régionale des affaires culturelles (Drac) et les collectivités territoriales en valident les contenus et assurent les financements. La classe à Pac permet donc aux élèves de se fédérer autour d'un projet commun et a l'avantage de présenter votre discipline sous un éclairage nouveau.

LE TRUC EN +

Faites votre demande de classe à PAC auprès du rectorat, suffisamment tôt – au moins l'année scolaire précédente. Renseignez-vous auprès du gestionnaire de votre établissement. Mais sachez que votre projet doit être sérieusement monté et qu'il vous faudra travailler avec vos collègues des autres matières. À vous aussi de trouver un professionnel qui acceptera de faire plusieurs interventions moyennant rémunération (renseignez-vous en premier lieu à la Drac).

De nombreux intervenants, souvent intermittents du spectacle, proposent de travailler avec des établissements. Il peut s'agir, par exemple, d'un conteur, d'un poète, d'un écrivain, d'un slameur, d'un peintre, ou encore d'un tagueur.

LE TRUC EN +

Soyez aussi attentif aux nombreuses pubs qu'on glisse dans vos casiers et aux stages artistico-culturels du Paf (plan académique de formation) qui proposent beaucoup d'adresses dans votre académie. Enfin, ouvrez vos yeux et vos oreilles lors de vos sorties privées.

Il y a deux ans, j'ai monté une classe à Pac en faisant intervenir une danseuse contemporaine avec des élèves de première. Le prof de français travaillait en binôme avec moi sur ce projet. En EPS, les objectifs étaient les suivants : découverte du corps, développement de ses aptitudes physiques, pratique d'une danse. Du coup, les élèves ont eu une première initiation en première, et pouvaient faire le choix de cette discipline pour le bac. Côté français, l'objectif était de voir que la danse contemporaine était un langage ; mon collègue a beaucoup travaillé sur le spectacle de la danseuse qui racontait l'histoire de son propre exil et la réalisation de ses rêves. Les élèves ont rattaché cela à l'étude de l'autobiographie au programme du bac de français. [...] On a proposé deux représentations du travail des élèves au théâtre. Certains se sont véritablement révélés au cours de l'année. »

Sylvie, prof d'EPS en lycée.

Si vous n'êtes pas retenu pour une classe à Pac, ne baissez pas les bras, essayez de trouver un financement interne à votre établissement. Retournez voir le gestionnaire et demandez-lui s'il ne lui reste pas des fonds – même minimes – prévus pour ce genre de projet, ou de l'argent non utilisé à dépenser.

D'autres projets pédagogiques de longue haleine

Vous pouvez aussi travailler sur tout ou partie de l'année, avec vos élèves et vos collègues, pour monter un projet cohérent qui ne concernera pas que votre discipline. Voici quelques types de projets qui fonctionnent généralement bien dans les classes :

- sorties pédagogiques ;
- voyages scolaires en France ou à l'étranger, en classe découverte ou classe de neige ;
- préparation et montage d'une exposition autour d'un thème fédérateur entre plusieurs disciplines ;
- organisation d'un spectacle ;
- projet humanitaire (correspondance entre deux écoles, voyage humanitaire, course contre la faim, opération de collectes…), qui est également l'occasion d'un travail d'éducation à la citoyenneté.

Réveillez vos collègues de toutes les disciplines ! Vos élèves aiment voir leurs profs travailler main dans la main. Montrer que toutes les matières sont liées et qu'elles ne fonctionnent jamais vraiment toutes seules donne du sens aux enseignements. Par ailleurs, n'est-ce pas plus agréable de travailler à plusieurs, de partager les tâches et de se motiver ensemble ?

Gérer l'hétérogénéité des élèves

L'art du patchwork

Les établissements scolaires font généralement le choix de l'hétérogénéité dans les classes. Cela permet aux élèves en difficulté de ne pas être stigmatisés, de profiter d'une émulation et d'être tirés vers le haut. Néanmoins l'hétérogénéité peut s'avérer problématique pour eux : ils cèdent trop souvent au découragement face à un échec mis en valeur par la réussite des autres. Comment alors faire en sorte que ce dispositif, conçu dans l'idéal pour permettre une mixité sociale et intellectuelle, convienne à la fois aux bons élèves et à ceux qui sont en difficulté ?

GÉRER L'HÉTÉROGÉNÉITÉ DANS LA CLASSE

Faire des groupes de niveau

Pour gérer au mieux l'hétérogénéité de vos classes, fonctionnez souvent par activités différenciées selon les niveaux. C'est beaucoup de temps et de travail pour vous, mais c'est un moyen efficace pour intégrer tous vos élèves dans votre enseignement.

- Première étape : délimitez bien clairement dans l'espace les différents groupes ; disposez les tables en colonnes, autant de colonnes que de groupes (deux ou trois).

- Deuxième étape : répartissez vos exercices en fonction de leur niveau de difficulté et responsabilisez vos élèves en les laissant décider du groupe auxquels ils appartiennent. Passez plus de temps avec le groupe qui a le plus besoin d'aide et laissez vos élèves discuter à deux.

N'hésitez pas à changer un élève de groupe pendant l'activité. Tous verront que cette disposition n'est pas étanche, ni déterminée une fois pour toute. Ils ont donc tout intérêt à travailler pour progresser.

Si vous ne proposez pas d'activités différenciées, les élèves les plus à l'aise finissent avant les autres. Prévoyez alors pour eux des travaux de longue haleine en autonomie : réalisation d'affiches de rappel de cours à accrocher dans vos salles, lecture de livres ou de magazines spécialisés, construction d'une maquette commune, etc.

Créer des binômes hétérogènes

Vous pourrez fonctionner ainsi pour corriger des évaluations : un élève qui a réussi avec un élève qui a échoué, le premier aidant le second à comprendre les points qu'il doit améliorer.

Se débarrasser de la difficulté de la correction par ce dispositif. Il faut être, au contraire, particulièrement présent et disponible pour chacun des binômes.

Pratiquer des évaluations différenciées

Les élèves seront évalués en fonction des compétences qu'ils ont réussi à acquérir en cours d'activité. Vous vous en rendrez compte grâce aux évaluations formatives. L'avantage est de ne pas placer certains élèves d'emblée dans une situation d'échec inutile. Si un élève réclame l'évaluation au-dessus de ce que vous pensez être son niveau, ne la lui refusez pas.

┌─ EN PRATIQUE ───┐

EXTRAIT D'UN CONTRÔLE DE MATHÉMATIQUES À NIVEAU DIFFÉRENCIÉ EN TROISIÈME

Compétence testée : utiliser la trigonométrie pour résoudre un problème de géométrie.

Exercice 1 : La figure suivante est donnée à titre indicatif pour préciser la position des points A, B, C, D et E. La figure n'est pas à l'échelle et l'unité est le centimètre.

On donne : CE = 5 ; CD = 12 ; CA = 18 ; CB = 7,5 ; AB = 19,5

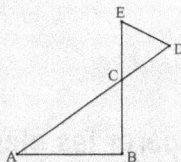

Montrer que les droites (ED) et (AB) sont parallèles. *(2,5 points)*

Montrer que le triangle ACB est rectangle. *(2 points)*

En déduire que le triangle CED est rectangle. *(1,5 point)*

Calculer la valeur arrondie au degré de la mesure de l'angle $\widehat{DEC}$. *(2 points)*

EXERCICE NIVEAU 1 : UTILISER DE LA TRIGONOMÉTRIE AINSI QUE LES THÉORÈMES DE THALÈS ET PYTHAGORE

Exercice 1 : En vous aidant de la figure ci-contre et sachant que :

AB = 6 cm, $\widehat{ABC}$ = 35°, AE = 4 cm et CD = 2,2 cm

Calculer la longueur BC. On donnera l'arrondi au millimètre près.

Calculer la longueur AC. On donnera l'arrondi au millimètre près.

Calculer l'angle $\widehat{AED}$, arrondi au degré près.

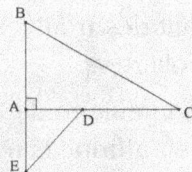

EXERCICE NIVEAU 2 : UTILISER UNIQUEMENT DE LA TRIGONOMÉTRIE SUR UN EXERCICE SIMILAIRE À CEUX TRAITÉS EN CLASSE

Exercice 1 : ABC est un triangle rectangle en A. On connaît BC = 4 cm et $\widehat{ABC}$ = 40°

Quel est le côté adjacent à $\widehat{ABC}$? Quel est le côté opposé à $\widehat{ABC}$?

À l'aide des informations données dans l'énoncé, quelle est la formule trigonométrique (cosinus, sinus ou tangente) qu'il faut utiliser pour calculer la longueur AB ? Pour calculer la longueur AC ?

Calculer la longueur AB. On donnera l'arrondi au millimètre près.

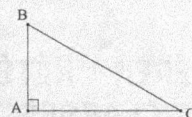

EXERCICE NIVEAU 3 : UTILISER DE LA TRIGONOMÉTRIE DANS LE CADRE D'UNE DÉMONSTRATION GUIDÉE

[...]

└──┘

LE TRUC EN +

Adapter le système de notation afin qu'il soit le plus juste possible. Par exemple, le meilleur groupe pourra avoir jusqu'à 20/20, le deuxième jusqu'à 16/20, le troisième jusqu'à 13/20 (ou évitez la note chiffrée). Vous ne devez pas laisser croire aux élèves les plus en difficulté qu'ils maîtrisent toutes les compétences requises, parce que tous les exercices de leur niveau sont bons !

Repérer les élèves intellectuellement précoces

Si l'hétérogénéité peut être un frein aux progrès des élèves ayant de grosses difficultés d'apprentissage, on oublie trop souvent qu'elle constitue aussi un handicap pour les élèves intellectuellement précoces. La circulaire 2007-158 du 17 octobre 2007 a le mérite de prendre en compte cette situation. Si tous les élèves surdoués n'ont pas nécessairement de problème dans leur scolarité, certains présentent cependant des troubles de comportement qui peuvent entraîner un échec scolaire.

La circulaire de 2007 ne propose pas de dispositif d'aide particulier, mais affirme la nécessité de repérer au plus tôt ces élèves, notamment par une formation des enseignants, des chefs d'établissements et bien sûr des psychologues scolaires chargés de faire passer des tests aux jeunes. C'est par ce repérage que vous pourrez agir dans vos classes, pour éviter l'ennui et le décrochage de ces petits génies.

GÉRER L'HÉTÉROGÉNÉITÉ SUR UN NIVEAU DE CLASSES

La classe de soutien, de remise à niveau ou à rythme aménagé

Si la tendance actuelle est à l'hétérogénéité, le supplément au *BO* n°23 du 10 juin 1999 n'interdit pas de former des classes d'aide et de soutien, de remise à niveau ou à rythme aménagé, si l'effectif des élèves en difficulté est important.

Le principe : on repère des élèves en difficulté, sans gros problème de comportement et on forme une classe à effectif réduit (18-20 élèves) avec un renforcement dans certaines matières.

Le repérage s'effectue en fin d'année lors des conseils de classe de troisième trimestre. Les équipes pédagogiques établissent une liste d'élèves qui pourraient bénéficier d'un tel dispositif. Puis les professeurs principaux rencontrent les familles, qui décident de l'inscription de leur enfant en classe de remise à niveau pour l'année suivante.

Le but de ces classes un peu spéciales : consolider les bases de l'élève pour permettre un retour en classe traditionnelle et hétérogène l'année d'après. Ce dispositif peut être mis en place sur les différents niveaux du collège.

Les élèves ont moins le sentiment d'échec. Et surtout, vous pouvez prendre le temps d'expliquer en profondeur et de revoir des notions non acquises.

> *Dans mon établissement, on a créé des classes à rythme aménagé en cinquième et quatrième. Ces dispositifs ont été votés à la DHG. Des heures ont été libérées et d'autres créées. Ces classes n'ont pas d'IDD, qui sont remplacés par une heure de maths et une heure de français. On ajoute une heure de LV1. On prend des élèves qui ont entre huit et dix de moyenne générale.*
>
> *En cinquième, on accentue les efforts sur le travail personnel. Le professeur principal fait le point une fois par trimestre avec tous les parents sur le travail de chacun à la maison. De plus, les élèves ont une heure d'étude dirigée par semaine avec un assistant d'éducation.*
>
> *En quatrième, l'effort porte sur l'orientation : on s'est rendu compte qu'ils n'avaient pas conscience de leur niveau scolaire et de leurs réelles possibilités. On organise notamment des visites dans des lycées professionnels, parce qu'ils n'en ont souvent pas une bonne connaissance et ne savent pas ce que l'on y fait. Cependant, la porte des lycées généraux ne leur est pas fermée. »*

Patricia, professeur d'anglais en collège.

LE TRUC EN —

Le risque que les élèves ne soient pas tirés vers le haut et qu'ils soient trop « cocoonés ». Si de telles classes existent sur tous les niveaux, évitez de faire suivre tout le cursus aux élèves. Le but n'est pas de les stigmatiser, mais de les aider sur une période d'un an.

La découverte professionnelle 3 heures

Le *BO* n°11 du 17 mars 2005 permet l'ouverture d'une option facultative de découverte professionnelle de trois heures (DP3) par semaine en troisième, confiée à une équipe pluridisciplinaire d'enseignants. C'est une option à caractère général ouverte à tous et qui, contrairement à d'autres options (comme le latin), ne sélectionne pas les élèves (même implicitement) selon leur niveau. Elle a notamment pour but de faire comprendre aux élèves que l'orientation professionnelle les concerne tous. Elle leur permet de découvrir le monde de l'entreprise, les différents métiers, et de travailler sur leur projet professionnel. Ainsi, pour certains élèves, elle donne du sens à l'école.

LE TRUC EN +

Pour éviter le regroupement des élèves en difficulté, ne formez pas une classe qui réunit tous les élèves de l'option découverte professionnelle. Ou bien, couplez cette option avec un projet transversal plus « élitiste » pour attirer les élèves ayant plus de facilités. Par exemple proposez un projet opéra, qui contiendra, entre autre, un axe professionnel sur les métiers de la musique.

Il est souhaitable de faire une campagne de promotion en faisant le tour des classes de quatrième. Si cette option existe déjà dans l'établissement, faites-vous accompagner d'un ou deux élèves de DP3 qui en parleront eux-mêmes à leurs camarades. Ceux-ci leur poseront des questions. Ensuite, les élèves intéressés passeront un entretien avec les professeurs animant l'option.

Attention à ne pas confondre la DP3 avec la découverte professionnelle de 6 heures (DP6), option pratiquée uniquement dans les lycées professionnels, et qui propose un début de formation professionnelle.

" *J'anime dans mon collège la DP3 avec un collègue de maths-physique et un autre de technologie. Nous sommes libérés deux demi-journées au mois de juin pour faire passer des entretiens aux élèves de quatrième, intéressés par l'option. Cet entretien a cinq fonctions principales :*

– connaître leur projet d'orientation pour gérer l'hétérogénéité du groupe, l'idéal étant : 1/3 voie générale, 1/3 voie professionnelle, 1/3 ne sait pas ;

– connaître leur motivation pour écarter ceux qui suivent les copains. On leur demande ce qu'ils attendent de cette option et on en profite pour leur expliquer ce qu'ils y feront. Il faut insister sur le fait que ce n'est pas une formation professionnelle ;

– mesurer leur capacité d'investissement dans le travail en groupe : aiment-ils ce fonctionnement, comment réagissent-ils en cas de désaccord ?

– faire comprendre aux élèves qu'il faut décrocher son inscription et qu'il faut prouver sa motivation ;

– constituer un groupe d'une vingtaine d'élèves.

Je suis toujours surprise de voir que ces trois heures en plus dans l'emploi du temps de troisième ne font pas peur aux élèves et il y a de nombreux volontaires. Après l'entretien, on en garde deux sur trois. »

Nadège, professeur d'histoire-géographie en collège.

LE TRUC EN +

L'expo de fin d'année montée par les élèves, pour présenter le travail effectué aux camarades du collège, mais également aux autres profs et aux parents. Les élèves organisent des visites commentées.

Votre rôle dans le cadre de la DP3 est avant tout celui de coordinateur.

• En début d'année, faites un sondage écrit pour connaître les centres d'intérêt professionnel de vos élèves. Ensuite, préparez le programme en fonction des résultats. Par groupe, vous leur ferez faire des recherches qu'ils devront présenter à leurs camarades. Changez les groupes au fur et à mesure des activités pour que tous les élèves aient occupé les différents postes suivants :

– un chef d'équipe : qui vient prendre les infos auprès de vous et organise le travail,

– un secrétaire : chargé de garder la trace écrite qui sera photocopiée pour les autres groupes,

– un rapporteur : chargé de la liaison avec les autres groupes,

– trois exécutants (pour un groupe de six).

- Faites-leur connaître les entreprises situées près de chez eux. Si vous ne connaissez pas trop les lieux, renseignez-vous auprès de la mairie et auprès de vos collègues. Ciblez plutôt les entreprises qui emploient beaucoup de monde. Renseignez-vous à leur sujet (presse, Internet…). Téléphonez-leur ensuite en vue d'obtenir des informations plus précises et de prévoir éventuellement une visite avec votre classe.

- Apprenez à vos élèves à confectionner leur CV et à préparer et passer un entretien d'embauche. Effectuez des simulations qui viseront à les entraîner pour la recherche de leur stage en entreprise, obligatoire en classe de troisième.

Prenez en considération le niveau scolaire de vos élèves dans vos classes en différenciant les activités, en promouvant l'entraide. Mais, ne pratiquez pas non plus l'hétérogénéité à tout prix et créez, le cas échéant, sous forme de classe ou d'option, des espaces plus propices à la réussite de ceux qui sont en échec ou qui sont un peu perdus.

Partie 2

Utiliser les dispositifs d'aide dans l'école

Dispenser des heures de soutien

Ôter l'épine du pied

Pour lever les difficultés ponctuelles de vos élèves, au collège comme au lycée, vous pouvez mettre en place des heures de soutien. Même si cette pratique n'a rien de nouveau, sans doute faut-il réfléchir à l'organisation de cette heure pour qu'elle ne soit pas juste une heure de plus dans l'emploi du temps des élèves… Différents dispositifs existent selon les niveaux concernés.

DES CHOIX À FAIRE POUR ÉVITER CERTAINS ÉCUEILS

Fixer un projet annuel clair et précis

Pour que vos élèves prennent les heures de soutien au sérieux, il faut fixer des objectifs clairs dès le départ. Annoncez-les aux adolescents ainsi qu'à leurs parents, lors des réunions de début d'année. Les élèves doivent pouvoir faire le lien entre le cours et ce qu'ils font en aide et soutien.

LE TRUC EN ✝

Évaluez vos élèves, non pas sur les résultats obtenus mais sur les progrès et les efforts qu'ils fournissent. Ne leur attribuez pas forcément de note, mais rédigez, par exemple, une appréciation sur leurs bulletins trimestriels.

Dans la mesure du possible, on essaiera de faire faire l'aide ou le soutien par le professeur de la matière dans la classe, pour plus de facilité dans l'organisation et de cohérence. Mais pour des raisons de répartition horaire, ce n'est pas toujours possible, et il se peut que pour compléter votre service, vous ayez une ou deux heures de soutien dans une classe que vous ne connaissez pas.

Si c'est le cas, pas de panique ! Cette organisation peut se révéler bénéfique :

- pour les élèves : cela permet d'avoir une explication formulée autrement, et peut-être d'avoir un déclic ;
- pour vous : c'est une pause dans votre emploi du temps avec vos classes habituelles.

LE TRUC EN +

Si vous n'êtes pas le professeur de la classe, montrez aux élèves que vous travaillez main dans la main avec leur professeur habituel de la matière. Ils vous adopteront plus facilement et prendront votre travail plus au sérieux. Pensez à vous renseigner sur leur progression en cours, afin d'être en phase avec elle.

Opter pour le travail en groupe

Si vous en avez la possibilité, préférez une organisation dans laquelle vous prendrez les élèves en demi-classe pour alléger vos effectifs. Bien souvent, les chefs d'établissement n'y voient pas d'inconvénient. Vous pourrez ainsi vous attarder plus facilement sur les difficultés de chaque élève.

Multipliez aussi les activités en petits groupes (de trois ou quatre) que les élèves formeront d'eux-mêmes. Chacun aura un rôle précis (secrétaire, chef d'équipe et rapporteur). Les élèves sont souvent plus motivés pour surmonter les problèmes quand ils travaillent à plusieurs. Le but est qu'à la fin chaque groupe présente son travail aux autres, par exemple sous la forme d'une affiche, d'un compte rendu oral….

Si vous choisissez de noter le travail des groupes, chaque participant a la même note sur 10 pour évaluer ce qui a été fait en commun (les recherches et le contenu), le reste de la note est individuel en fonction de ce qui a été fait seul.

LES AIDES AU COLLÈGE

En sixième : les aides et accompagnements

En sixième, il est prévu dans l'emploi du temps deux heures d'aide, généralement partagées entre le français et les mathématiques. Vous pouvez prendre tous les élèves ensemble ou décider, en concertation avec l'équipe pédagogique, de ne dispenser cette aide qu'à un petit groupe, dont les membres changeront selon les difficultés du moment.

On mettra à profit les heures d'aide pour travailler sur ce qui « coince » et/ou ce qui n'a pas été acquis en CM2. En français : conjugaisons, règles d'accord et, bien sûr, grammaire. En mathématiques : différenciation des unités, dizaines et centaines, lecture et manipulation des grands nombres, opération en colonnes de nombres entiers avec ou sans retenue. Au cours de l'année, on axera peu à peu le travail sur des compétences relatives à la classe de sixième.

> **LE TRUC EN +**
>
> Les heures d'aide et d'accompagnement peuvent aussi être utilisées ponctuellement pendant l'année pour mettre en place des PPRE (▶ fiche 12).

Et les autres niveaux ?

L'accent sera mis sur certaines matières et sur certains niveaux, selon le projet pédagogique de votre établissement. Ces choix seront effectués dans la DHG (dotation horaire globale).

Dans les horaires d'enseignement obligatoires pour les élèves, une demi-heure hebdomadaire n'est pas affectée sur les niveaux cinquième et quatrième. Cette demi-heure est donc utilisée librement par les établissements. Le vôtre décidera peut-être de la consacrer à des heures de soutien, généralement attribuées, encore une fois, aux mathématiques et au français.

" *Je fais une heure de soutien tous les 15 jours à ma classe de cinquième que je prends en demi-groupe. Je travaille avec le logiciel Mathenpoche en salle informatique. Ce logiciel a été créé par des mathématiciens et permet à l'élève de cibler ses exercices en fonction de ses difficultés. Il est en libre accès sur Internet. En fait, avant mon « cours » de soutien, je sélectionne pour chaque élève les exercices qu'il doit réaliser en fonction de ses difficultés. Pendant la séance, chacun avance à son rythme. Le logiciel évalue les élèves, et moi, je passe dans les rangs pour donner des explications quand c'est nécessaire, et aussi pour les encourager ! »*

Caroline, professeur de mathématiques en collège.

En troisième, on pourra prévoir une aide pour préparer le brevet : dans ce cas-là, on proposera bien sûr essentiellement des exercices de type brevet, et on ne négligera pas de donner aux élèves une méthodologie à appliquer dans chaque matière.

LE TRUC EN +

Si vous faites le choix de modifier les groupes de soutien chaque semaine ou chaque mois, n'oubliez pas de faire noter sur le carnet de correspondance de l'élève qu'il doit venir en soutien à telle date.

LES AIDES AU LYCÉE

Les heures de module

Ces heures – qui concernent quatre matières – ne sont pas exactement des heures de soutien, elles permettent surtout de faire ce qu'on ne peut pas faire en classe entière. En français, histoire-géographie, LV1 et mathématiques, les élèves disposent dans leur emploi du temps de trois heures de modules réparties de la manière suivante : 30 minutes en français, 30 minutes en histoire-géographie, 1 heure en LV1 et 1 heure en mathématiques. Les modules concernent tous les élèves, répartis en demi-groupes composés par vos soins. Vous ne prenez qu'un seul demi-groupe à la fois.

EN PRATIQUE

EXEMPLES D'ACTIVITÉS

- En maths : travailler sur un contrôle qui n'a pas marché et réexpliquer les notions mal comprises ou que les élèves ont du mal à appliquer. Introduire de nouvelles notions par le biais de l'outil informatique en vue de préparer le prochain chapitre.
- En anglais : travailler à l'oral (analyses de texte, débats, mises en scène, exposés…).
- En histoire-géographie : faire de la méthodologie (commentaires de documents, entraînements à la dissertation).
- En français : faire de la méthodologie (entraînements aux exercices écrits du bac) ; travailler à l'oral (analyses de textes, exposés, lectures, mises en scène).

LE TRUC EN +

Les lectures à voix haute et les mises en scène par les élèves. En français et en langue, même au lycée, ne les négligez pas pour aider à comprendre et analyser un texte. Demandez aux élèves de proposer plusieurs intonations pour une phrase-clé, demandez-leur laquelle est la meilleure et pourquoi. C'est comme cela que vous pourrez peut-être faire comprendre la notion d'ironie, ou encore un ton moqueur dans une réplique, ton que les élèves n'avaient pas forcément repéré au départ. N'est-ce pas le début d'une analyse de texte ?

Les aides individualisées

L'aide individualisée est réservée aux élèves les plus en difficulté.

Vous prendrez ensemble un groupe formé d'un maximum de huit élèves, sélectionnés en fonction de vos dernières évaluations. Pour chacune de vos séances, choisissez des objectifs très ciblés. Ce groupe pourra, bien sûr, être modifié en fonction des besoins individuels des élèves au cours de l'année. Deux heures d'aide individualisée hebdomadaires sont à répartir entre le français et les mathématiques.

LE TRUC EN —

Faire un cours magistral. Ce n'est pas le lieu. L'élève doit être actif.

L'aide individualisée doit parvenir à combler des lacunes en remplissant notamment ces deux objectifs :

• pallier les difficultés d'adaptation au lycée. L'élève s'interrogera sur ce qu'il doit mettre en place pour réussir en seconde et comment il doit travailler. On pourra donc aborder des problèmes de méthodologie transversale sur l'apprentissage des leçons, la réalisation de fiches ou encore l'organisation du travail personnel (► fiche 8) ;

• acquérir des compétences censées être acquises au collège. On travaillera donc sur la formulation de réponses argumentées, en français, mais également en mathématiques. On apprendra à hiérarchiser ses idées, des faits ou des données…

Les compétences à acquérir en classe de seconde feront plutôt l'objet d'un travail en modules.

Profitez de ces heures pour renouveler votre façon d'enseigner : pourquoi, par exemple, ne pas utiliser les TICE (technologies de l'information et de la communication pour l'éducation) ? Faire travailler vos élèves sur l'ordinateur peut débloquer des situations, car ils ne sont plus face à vous, ni même face à leur page blanche… Par ailleurs, cela développera leur autonomie et vous serez, bien sûr, présent et prêt à répondre aux questions en cas de besoin !

LE TRUC EN ✝

Renseignez-vous sur les logiciels et CD-ROM existants, souvent gratuits et téléchargeables facilement sur Internet. En voici quelques-uns qui ont fait leurs preuves :
— en maths : mathenpoche. sesamath.net ;
— en français : au CNDP : « L'argumentation assistée par l'ordinateur », « Gammes d'écriture ».
Le site edu.maxicours.fr vous permettra de travailler sur différents supports multimédias avec vos élèves, moyennant un abonnement annuel de 2 500 euros au collège et 3 500 euros au lycée, ou 12 euros par collégien et 16 euros par lycéen. Ce projet doit avoir l'aval du chef d'établissement et la dépense devra être votée en Conseil d'administration. Sachez aussi que certains conseils généraux financent en partie ce programme dans le cadre de l'aide au développement des TICE.

L'accompagnement éducatif hors du temps scolaire

Ce nouveau dispositif s'inscrit dans le cadre du plan « réussite scolaire au lycée » présenté dans les circulaires 2008-074 et 2008-075 du 5 juin 2008, *BO* n° 24 du 12 juin 2008.

Mis en place à l'été 2008, il est proposé à deux cents lycées, qui bénéficient à ce titre d'une dotation horaire supplémentaire. Il doit être élargi dès août et septembre 2009 aux autres établissements. Il se décline selon deux axes :

- Un soutien estival dans les lycées les deux dernières semaines d'août, quatre heures par jour, cinq jours par semaine, pour les élèves volontaires nouveaux bacheliers et ceux entrant en terminale. Les premiers consolideront leurs connaissances et engrangeront des méthodes pour réussir dans le supérieur. Les seconds reverront des bases en vue de faire leur rentrée dans de bonnes conditions.

- Un dispositif de « réussite scolaire » pour tous les lycéens volontaires des établissements concernés, qui comprend une aide de quatre heures quotidiennes pendant les vacances de Toussaint, d'hiver et de printemps et un soutien pendant l'année scolaire (sur le modèle de « L'école après l'école » dans les collèges – ▶ fiche 13).

Tout cela est pris en charge par des enseignants volontaires rémunérés en heures supplémentaires effectives, des étudiants en deuxième année de master, des vacataires étrangers pour les langues, ou des assistants d'éducation. Cette aide est, bien sûr, gratuite pour les élèves.

LE TRUC EN +

Cet accompagnement éducatif doit également préparer aux examens, ainsi qu'à l'apprentissage de l'anglais oral, trop peu travaillé dans les classes.

Toutes ces heures de soutien et d'aide ont évidemment bien des avantages notamment pour les élèves ayant des problèmes scolaires ponctuels. Sachez tout de même que ces dispositifs ne pourront résoudre toutes les difficultés des élèves, et qu'il faudra prévoir pour certains une aide plus personnalisée et adaptée à leur cas (▶ fiches 12, 15 et 16).

Mettre en place un dispositif de tutorat

Un pour tous, tous pour un !

Pourquoi ne pas imaginer que des élèves prennent en charge certains de leurs camarades en difficulté et mettre en place un tutorat : un élève tuteur pour un élève en difficulté ? Si, si, c'est possible ! Ce tutorat peut s'organiser au sein d'un même niveau, ou encore sur des niveaux différents (un « Terminale » aide un « Première »). Le tuteur est responsabilisé et l'élève aidé profite d'un dialogue d'égal à égal où il entend un discours différent de celui du professeur. Comment orchestrer ce dispositif et quel peut être votre rôle ?

PRÉSENTATION DU TUTORAT

Initiative du projet

Le tutorat est prévu par les textes officiels au niveau du collège (supplément au *BO* du 10 juin 1999). Il s'agit d'un dispositif souple pour lutter contre les difficultés des élèves, soit avec l'aide d'un adulte référent (▶ fiche 15), soit avec l'aide d'un élève – éventuellement plus âgé –, comme nous allons le voir ici. C'est avantageux pour eux, et intéressant pour vous car vous n'êtes plus dans la position de transmettre le savoir de manière directe. Sachez en outre que vos heures pourront être rémunérées en HSE.

Si vous êtes à l'initiative de ce dispositif, vous devrez effectuer un lourd travail de « promotion » de l'opération : il va vous falloir convaincre votre hiérarchie du bien-fondé du tutorat, et communiquer auprès de vos collègues et des élèves concernés.

Prévoyez, avec les professeurs de votre discipline, une réunion dans laquelle vous leur expliquerez leur rôle : c'est à eux que vous allez confier le recrutement des tuteurs et des élèves en difficulté.

LE TRUC EN +

Avant la réunion, gagnez en temps et en clarté en glissant dans le casier de vos collègues un document explicatif qui met précisément en avant les objectifs du programme de tutorat, en anticipant sur les critiques éventuelles : le tutorat n'est en aucun cas une récréation et les tuteurs ne sont pas là pour remplacer les profs.

Organisation générale du tutorat

Pour que le tutorat soit efficace, voici quelques règles d'or à respecter :
• les heures de tutorat doivent être consacrées à une seule et même discipline et se font en dehors des heures de cours ;
• le tutorat doit être régulier (une heure par semaine, par exemple) et peut durer toute une année ;
• vous devez vous impliquer totalement et ne pas disparaître au profit des élèves-tuteurs ;
• les groupes doivent être restreints (pas plus de douze élèves en charge en même temps).

Pensez à toutes les questions d'ordre pratique, qui, si elles ne sont pas traitées, peuvent devenir empoisonnantes :
• le créneau horaire : certains élèves n'ont pas d'heure de libre, il faudra peut-être travailler pendant la pause déjeuner. Vous devrez veiller à ce que vos élèves ne soient pas retardés lors de leur passage à la cantine ou encore que l'accès de l'établissement ne soit pas fermé aux externes à ce moment-là ;
• le lieu : une salle équipée de manuels scolaires.

LE TRUC EN —

Il ne faut rendre le tutorat obligatoire ni pour les tuteurs, ni pour les élèves en difficulté.

Des tuteurs triés sur le volet

Voici quelques pistes pour sélectionner des tuteurs compétents :
- retenez sur la base du volontariat les élèves les plus investis dans la matière concernée et ayant d'excellents résultats ;
- préférez les élèves plus âgés dans l'établissement (sauf en cas de tutorat sur le même niveau) ;
- valorisez les tuteurs sélectionnés en insistant sur leur responsabilité et le rôle positif qu'ils jouent.

LE TRUC EN +

Motivez ceux qui au départ sont un peu récalcitrants ; certains n'osent peut-être pas se mettre en valeur, d'autres ont besoin de s'entendre dire qu'ils ont le niveau requis. Dites bien à tous qu'ils vont pouvoir être utiles à ceux qui ont plus de difficulté. Enfin, indiquez-leur que leur inscription dans le dispositif sera, bien sûr, valorisée par la note de vie scolaire.

Le recrutement sera donc confié au professeur de la matière dans les classes concernées par le tutorat. Il présentera le projet à tous ses élèves et inscrira les premiers volontaires, tant du côté des tuteurs que des élèves en difficulté. Les volontaires s'engageront à venir pour un mois minimum.

LE TRUC EN +

Si vous avez beaucoup de volontaires, faites passer une sorte « d'entretien », même très succinct, dans lequel le futur tuteur pourra formuler ses motivations. L'exercice semble difficile au premier abord, mais d'une part, il est très formateur et, d'autre part, il montre à l'élève l'importance de son rôle.

On pourra proposer, pour récompenser les généreux tuteurs de leur investissement, une demi-journée ou une journée récréative en fin d'année (sortie offerte, pique-nique…) selon les possibilités matérielles de l'établissement. Pensez aussi à faire participer à cette sortie les élèves bénéficiaires du tutorat. Ils le méritent aussi, et cela renforcera la cohésion du groupe ainsi constitué.

LE TRUC EN —

Les élèves tuteurs ne doivent pas supporter une responsabilité qui n'est pas la leur. Ils ne s'engagent pas à faire réussir l'élève à qui ils viennent en aide.

Le binôme tuteur/élève en difficulté

Plusieurs choix s'offrent à vous pour constituer des binômes efficaces :

- chaque élève en difficulté aura-t-il un tuteur attitré ? On tâchera alors d'éviter que l'élève bénéficiaire soit plus âgé que le tuteur ;
- formerez-vous des couples mixtes ? Préférez la mixité chez les élèves plus matures (classe de troisième, lycée) ou chez ceux qui sont capables de sortir des rapports de séduction, voire de dévalorisation du sexe opposé, pour fournir un travail ;
- les binômes seront-ils constitués par vous ou par les élèves, et selon quels critères ? Si les élèves les constituent, vous serez assuré qu'il n'y aura pas de conflit entre eux. Si c'est vous, vous essaierez de les rassembler selon leur caractère et éviterez plus facilement les moments d'amusement entre eux. Évitez par exemple de mettre un élève un peu macho et en difficulté avec une jeune fille sérieuse…

Il n'y a pas de choix juste. C'est à vous de faire celui qui vous semble le plus pertinent. Parlez-en aux tuteurs eux-mêmes et à vos collègues.

> *La première fois que j'ai organisé un tutorat, je voulais que chaque élève aidé ait un tuteur personnel. Mais ce n'est finalement pas l'option que j'ai retenue notamment à cause de l'absence, même occasionnelle, de certains. Finalement, chaque élève change de tuteur à chaque fois, et parfois aussi au cours d'une même séance. De plus, j'ai constaté que le tutorat est plus efficace quand les tuteurs "tournent" et n'aident pas à chaque fois le même élève. »*

Olivier, professeur de mathématiques en collège.

L'HEURE DE TUTORAT

Le tutorat est supervisé par un professeur de la matière. L'objectif au cours de l'année est de revoir des bases non acquises et de préparer des contrôles à venir. Si vous n'êtes pas prof des élèves concernés, cela implique une concertation avec vos collègues. Demandez-leur par exemple de vous indiquer, en même temps que leur liste d'inscrits, les problèmes individuels des élèves. Et rien ne vous empêche d'aller chercher des infos dans les dossiers scolaires. Il est toujours bon de savoir à qui l'on a à faire et de connaître les différentes difficultés que certains peuvent rencontrer.

Votre rôle de superviseur

Au préalable, préparez chaque séance avec un objectif clair (exemples : faire une introduction de dissertation en français, histoire ou philosophie ; utiliser le présent simple en anglais, etc.). Voici les étapes essentielles pour un fonctionnement optimal :

- avant la séance de travail :
  - fournissez systématiquement à tous les participants une fiche d'activités avec éventuellement un rappel de cours ou de méthodologie, ainsi que des exercices pratiques et progressifs dans la difficulté,
  - réunissez ensuite tous les tuteurs pendant que les élèves en difficulté prennent connaissance des documents de travail. Indiquez clairement aux tuteurs l'objectif de la séance, vérifiez rapidement que le travail demandé ne leur pose pas de problème. Levez toutes les ambiguïtés et répondez aux éventuelles questions. Pour finir, attirez leur attention sur ce qui risque de poser problème et ce sur quoi ils devront être vigilants (exemples : pour l'introduction d'une dissertation : vérifier la construction amorce/problématique/plan/ouverture ; en anglais : penser au −s de troisième personne au présent simple…),
- pendant la séance de travail :
  - laissez les tuteurs circuler dans la classe (si vous avez choisi ce cas de figure) et venir en aide à ceux qui en ont besoin,

- déplacez-vous dans la classe pour vérifier que les tuteurs ne font pas fausse route, et venez-leur en aide quand vous voyez qu'une situation est bloquée,
- n'hésitez pas à guider de temps en temps collectivement vos troupes, à les recentrer sur un point précis en prenant la parole à voix haute à destination de la classe.

• en fin de séance :

- faites faire un bilan oral aux élèves en difficulté : qu'est-ce qui a été compris ? Qu'est-ce qui reste encore à éclaircir ? Que doivent-ils retenir ? Ce bilan vous servira à construire vos prochaines séances,
- faites compléter aux élèves en difficulté leur fiche de suivi individuel.

EN PRATIQUE

FICHE DE SUIVI INDIVIDUEL

Chaque élève en difficulté aura une fiche de suivi que vous créerez avec l'aide des informations données par le professeur de l'élève, et que ce dernier complétera chaque semaine en indiquant le numéro de la séance, avec l'aide éventuelle d'un tuteur.

Nom :   Prénom :

Classe :

Objectifs de l'élève :

N° de séance :   Date :   Objectif :

Ce que j'ai compris :

Ce qu'il faut retenir :

Ce que je ne comprends toujours pas :

LE TRUC EN +

Le tutorat doit se dérouler dans une ambiance studieuse mais conviviale. Pensez à l'agencement des tables dans la classe afin de sortir du carcan du cours et de permettre une bonne circulation entre les binômes.

Le rôle des tuteurs

Il s'agit pour eux de faire du mieux qu'ils peuvent pour aider leurs camarades. Pensez à les guider et surtout à leur prodiguer ces quelques conseils utiles comme :

• prendre conscience de différents niveaux dans la difficulté ;

• commencer par les choses les plus simples (exemple : pour annoncer le plan d'une dissertation contentez-vous en premier lieu d'une annonce de plan en bonne et due forme « dans une première partie, dans une seconde partie », avant d'exiger une annonce du plan élégante et en finesse, où les différentes parties d'une phrase suggèrent les différentes parties de la dissertation) ;

• formuler des explications librement en employant son propre vocabulaire ;

• demander de l'aide aux profs plutôt que de rester dans l'incertitude ;

• être patients et indulgents vis-à-vis de leurs camarades ;

• changer d'élève si on bloque vraiment sur une difficulté ;

• aider à compléter la fiche de suivi en fin d'heure.

Bilan du dispositif

Le tutorat est très positif du point de vue de l'ambiance entre les élèves et de leur solidarité. Les élèves y sont plus détendus et craignent moins de commettre des erreurs.

De plus, certains élèves, qui ne font pas grand-chose d'habitude en classe, acceptent de s'inscrire dans ce dispositif et de travailler, ce qui n'est pas forcément le cas dans un dispositif de soutien traditionnel. Il y a bien sûr des désistements en cours de route, mais qui restent généralement limités.

Les élèves ne font pas tous des progrès phénoménaux, mais on note cependant de meilleurs résultats lors des contrôles préalablement préparés en heure de tutorat.

Si vous pensez que ce dispositif est nécessaire, vous verrez vite qu'il est prometteur et permet de valoriser tous les élèves participants : les uns progressent, et les autres voient leurs camarades progresser. En revanche, il demande un investissement important de votre part et, en dépit des apparences, une importante préparation ! Encore un peu plus de travail, c'est vrai, mais ça en vaut la peine !

Les actions de soutien menées par des étudiants

Place aux jeunes !

Les assistants d'éducation ont souvent l'occasion d'aider, dans le cadre de leur service, les élèves ayant des difficultés scolaires. Des étudiants peuvent également venir apporter leur contribution dans certains collèges et lycées. Quel rôle pouvez-vous jouer, en tant que prof, à l'intérieur de ces dispositifs ? Comment permettre à ces aides providentiels de vous seconder au mieux ?

LE SOUTIEN APPORTÉ PAR LES ASSISTANTS D'ÉDUCATION

Une aide ponctuelle

Dans un grand nombre d'établissements, les assistants d'éducation proposent une aide ponctuelle à certains élèves volontaires. Les adolescents sont généralement aidés individuellement, parfois par groupes de deux ou trois. Le surveillant improvise souvent en fonction de ce que les élèves lui demandent : nouvelle explication d'une leçon, aide à la préparation d'un devoir, etc. Cette aide a lieu quand l'adolescent a du temps libre dans la journée, par exemple quand il n'a pas cours ou qu'un professeur est absent.

À vous de rester disponible pour épauler l'assistant d'éducation sur le plan des savoirs et, bien sûr, de la pédagogie. Conseillez-le également sur des manuels scolaires présentant des exercices intéressants pour l'élève – pensez à passer commande au CDI.

Une aide suivie collective

Pendant les heures programmées de permanence ou en fin de demi-journée, des groupes d'élèves (maximum 10) préalablement constitués ont des heures de soutien, le plus souvent en maths et en français, mais parfois également dans d'autres matières, selon les capacités des assistants d'éducation. Ces élèves sont ceux que vous aurez au préalable repérés et signalés et dont les difficultés ne nécessitent pas la mise en place d'une aide individualisée. Le soutien sera pour eux obligatoire.

LE TRUC EN +

Les élèves en difficulté sont parfois nombreux (surtout en ZEP) et ont, en outre, des lacunes qui peuvent remonter à l'école primaire. Choisissez les plus motivés, pour lesquels un soutien peut être vraiment profitable.

Les surveillants travailleront par exemple sur une notion qui a été vue en classe et qui ne « passe » pas très bien. Ils peuvent faire un rappel de cours et donner des exercices, classés du plus facile au plus ardu. Après un contrôle fait en classe, ils pourront essayer de revoir avec les élèves ce qui n'a pas marché.

LE TRUC EN +

Mettre en place une véritable liaison prof/surveillant, qui peut très bien fonctionner, par casier interposé ou par mail.

Le rôle du prof

- Identifier les élèves pour former des groupes de soutien.
- Mettre en place un cahier de liaison, où l'on conseillera le surveillant sur le travail à proposer aux élèves.
- Proposer à l'assistant d'éducation une fiche pour chaque élève mentionnant ses difficultés et fixant des objectifs réalisables à court terme pour l'élève.
- Fournir une photocopie du cours et des exercices proposés aux élèves en classe (le cours dans le classeur des élèves n'est pas toujours très fiable, pour cause de prise de notes défectueuse…).

- Fournir la photocopie du travail des élèves. Le surveillant peut ainsi analyser leurs erreurs avec eux, et voir le fruit de son propre travail. Quant aux élèves, ils se rendent compte que les activités en soutien sont intimement liées à ce qui se passe en cours.

- Inviter les surveillants à participer au conseil de classe, si le chef d'établissement vous donne son accord et qu'aucun membre du conseil ne s'y oppose.

Une aide suivie individualisée

Vous la proposerez plutôt aux élèves en très grande difficulté. L'assistant d'éducation sera donc face à un seul élève et travaillera sur un objectif très précis à atteindre (par exemple : réussir à faire une division). Une fois l'objectif atteint, le travail pourra s'arrêter ou bien continuera sur un nouvel objectif. L'important est de ne pas décourager l'adolescent.

Depuis le mois de septembre, j'ai en charge en soutien continu Y., un élève turc récemment arrivé en France. Il est en sixième et c'est son professeur de français qui l'a orienté vers moi. Cet élève parle très peu le français et ne sait pas lire, donc il ne comprend pas grand-chose dans les cours. Je vois beaucoup cet élève quand il n'a pas cours et que je ne suis pas prise ailleurs. De plus, nous avons décidé avec les professeurs qu'il était parfois préférable de sortir Y. de la classe, lors des cours ou des contrôles trop compliqués. Pendant ce temps, il vient faire de la lecture avec moi.

Ce n'est peut-être pas l'idéal, mais nous avons préféré répondre d'abord à une situation d'urgence. Mon objectif est donc de l'aider à lire, tout en lui apprenant bien sûr du vocabulaire. Le prof de français m'a donné une liste très précise de textes pour faire de la lecture. Ce sont des textes simples et qui permettent d'enrichir le lexique de l'élève. Nous faisons ensemble du déchiffrage et de la compréhension. »

Charlotte, titulaire d'une licence LCE espagnol,
assistante d'éducation en collège.

Une aide dans la classe

Des fonds pour favoriser l'aide aux élèves ont été débloqués dans les établissements ambition réussite, malheureusement trop peu nombreux. Certains collèges font donc intervenir des assistants d'éducation dans les classes, en binôme avec le professeur. Leur rôle est essentiellement de fournir une aide individualisée aux élèves dans des classes où une grande majorité d'enfants est en difficulté.

LE TRUC EN —

Oublier qu'un assistant d'éducation n'est pas un prof. Ne lui demandez pas de résoudre des problèmes que vous-même avez du mal à résoudre. Souvenez-vous que tous les assistants d'éducation ne sont pas aptes à proposer une aide dans toutes les matières – mais ce n'est pas non plus une raison pour reléguer l'assistant au simple rôle de gardien qui aide à faire respecter l'ordre.

LES AIDES POUR POURSUIVRE DES ÉTUDES DANS LE SUPÉRIEUR

« 100 000 étudiants pour 100 000 élèves »

Ce dispositif est né en septembre 2006. Des étudiants d'université en troisième année de licence et des étudiants de première année en grandes écoles deviennent tuteurs d'élèves du secondaire. L'opération se déroule chaque année sur une année universitaire, d'octobre à mai, dans le cadre d'une convention passée entre l'établissement supérieur et l'établissement du secondaire. L'objectif est de stimuler l'ambition des élèves des établissements d'éducation prioritaire. Ce tutorat vise à accompagner l'élève dans la réflexion de son projet scolaire et professionnel et à lui redonner confiance en lui montrant qu'il peut faire des études supérieures. Il était prévu initialement un tuteur par élève inscrit dans le programme, mais sur le terrain cela fonctionne parfois différemment…

Pour les étudiants, c'est un engagement sur la base du bénévolat dans le but de favoriser l'égalité des chances et de connaître une expérience valorisante sur le terrain. Sur le plan universitaire, ils obtiennent une validation sous forme de crédits dans le système ECTS (European Credits Transfer System).

Ce programme s'adresse aux élèves de collège et de lycée volontaires et motivés qui ont les capacités de s'orienter vers des études supérieures. Les professeurs du secondaire aident au repérage, en incitant parfois les élèves à s'inscrire.

Les aides proposées

Il existe deux types d'aide :

– une aide à l'orientation pour faire découvrir les universités, les grandes écoles ;

– une aide scolaire dans le but d'intégrer le supérieur.

L'aide scolaire a lieu sur une demi-journée par semaine qui pourra, bien sûr, se transformer en heures après la classe, souvent plus commodes pour les étudiants et les élèves.

L'étudiant doit préparer et prévoir ses interventions en concertation avec les professeurs, rémunérés à ce titre – par exemple dans le cadre du dispositif « L'école après l'école » (▶ fiche 13).

Quelle que soit l'implication des assistants d'éducation ou des étudiants venus en renfort, n'oubliez pas que vous ne pouvez pas tout attendre d'eux sans "mouiller votre chemise".

Mettre en place des aides personnalisées

Le bonheur est dans le PPRE

Quand un élève éprouve une difficulté scolaire importante qui l'empêche d'avancer dans une ou plusieurs matières, vous avez tout intérêt à le faire travailler ponctuellement, en dehors du temps de classe, pour lui proposer une aide personnalisée. C'est ce que proposent les programmes personnalisés de réussite éducative (PPRE) : acquérir une compétence ciblée au préalable, par la réalisation d'un objectif restreint et réaliste. Voyons comment cette aide peut s'organiser et quelles compétences vous pouvez développer chez les élèves qui en sont bénéficiaires.

PERSONNALISER L'AIDE PAR UN PPRE

Présentation du programme

Depuis la rentrée 2006, (circulaire n° 2006-138 du 25 août 2006), les établissements ont la possibilité de mettre en place des programmes de réussite éducative. Un professeur vient en aide individuellement à un élève préalablement repéré. Ce dispositif est réservé aux élèves de collège (plutôt sixième et cinquième) et s'adresse à ceux qui n'ont pas acquis une ou plusieurs compétences requises dans le niveau.

Le PPRE est censé s'adapter aux besoins d'un seul élève, on pourra cependant en regrouper plusieurs s'ils ont les mêmes difficultés. Mais attention ! Si une majorité d'élèves d'une classe ne maîtrise pas une compétence – même simple selon vous, comme distinguer un nom commun d'un verbe ou multiplier des nombres décimaux –, revoyez cela dans votre cours et non en PPRE.

- Les matières concernées sont en priorité le français, les mathématiques et les langues vivantes. Les autres matières ne sont pas pour autant totalement exclues. On peut également travailler sur des difficultés d'ordre organisationnel.

- Il faut mettre en place un PPRE le plus tôt possible dans l'année ou dès l'apparition des difficultés. On préférera des périodes courtes (un mois ou deux) afin de se concentrer sur une seule compétence à faire acquérir et pour ne pas décourager l'élève. Plusieurs PPRE pourront se succéder pour un même élève, mais les objectifs évolueront.

- La difficulté est souvent de trouver des créneaux horaires pour les enseignants et les élèves. Les deux heures d'aide au travail personnel en sixième peuvent être consacrées à des PPRE. De même, la demi-heure supplémentaire en cinquième et quatrième peut également ment leur être consacrée.

Repérage et analyse des difficultés

Votre premier travail pour mettre en œuvre un PPRE est d'évaluer les compétences des élèves. Vous disposez de quatre outils d'évaluation :

- les évaluations faites par les enseignants en début d'année dans les différentes disciplines. Elles peuvent très bien porter sur de la méthodologie (▶ fiche 4) ;

LE TRUC EN +

Pensez aux bienfaits de l'observation par un autre collègue pendant que vous faites cours. Il pourra ainsi repérer ceux qui n'arrivent pas à s'organiser avec leurs classeurs, ceux qui n'arrivent pas à prendre le cours quand vous dictez…

- le repérage des élèves dès la fin du CM2 (▶ fiche 4) ;
- l'entretien individuel avec l'élève en présence de deux adultes avec un temps limité et un questionnement ouvert (▶ fiche 5) ;

• un test avec le conseiller d'orientation psychologue si cela est nécessaire (▶ fiche 1).

La personnalisation du travail

Le PPRE doit être adapté aux besoins particuliers d'un élève. Avant
tout, il dépend beaucoup du déroulement de l'entretien avec l'élève,
nécessaire pour identifier quelles sont ses démarches pour faire son
travail, quelles erreurs il commet, quels obstacles il rencontre.

On portera une attention particulière à l'endroit choisi pour travailler
en PPRE. Il faut que ce soit un lieu de travail accueillant, une salle de
classe ou le CDI. Évitez les lieux de passage (comme la salle des profs),
peu propices à la concentration.

> ### LE TRUC EN —
>
> Rester seul avec un élève. D'ailleurs, les rares fois où ce cas de figure se
> présente dans l'année, on évite de faire classe dans ces conditions. Plu-
> sieurs solutions s'offrent à vous dans le cadre du PPRE : prenez les élèves
> en tout petits groupes de besoins (personnalisation ne rime pas nécessai-
> rement avec individualisation), faites votre PPRE en présence d'un tiers
> (le documentaliste au CDI, par exemple), en dernier recours, laissez votre
> porte ouverte.

Vous devrez également créer des documents de liaison dans le but de
coordonner les actions menées.

• Pour l'équipe de direction et éventuellement pour le dossier scolaire,
un compte rendu général du PPRE dans son ensemble. C'est une
sorte de plan de bataille qui retracera toutes les actions engagées. Il
contient la stratégie qui y est mise en œuvre pour aider l'élève.

• Pour l'équipe pédagogique, une fiche navette. Elle indiquera les
contenus du PPRE, les activités faites avec l'élève et le suivi de ses
acquis.

• Pour la famille, « un document contractuel de communication entre
les parents, l'élève et toute l'équipe éducative ». C'est un document
plus léger qui reprend les objectifs mis en avant dans le compte
rendu général. Il proposera également un calendrier de rencontres

avec les parents. Il présentera aussi le point de vue de ces derniers et celui de leur enfant sur la difficulté scolaire à résoudre.

LES CONTENUS DES SÉANCES DE TRAVAIL

Cibler des objectifs précis

Les compétences à acquérir sont répertoriées dans le livret de compétence (▶ fiche 4) ainsi que dans les programmes. Par exemple, on peut consacrer un PPRE en sixième :

– en mathématiques : à résoudre un calcul mental ;
– en langue vivante : à dialoguer sur un sujet familier.

L'important est que l'objectif soit précis, restreint et réalisable. Lors de la première séance de travail, expliquez à l'élève le chemin qu'il a à parcourir : « Pour le moment, toi, tu en es à ce stade, mais dans six semaines tu sauras faire telle chose. » Essayez de lui montrer la totalité du travail que vous avez prévu pour que, sans cesse, il puisse voir où il en est.

LE TRUC EN +

– Partez de ce que l'élève sait faire et décomposez le travail en mini-objectifs pour atteindre l'objectif final.
– Prévoyez au préalable toute la séquence du PPRE, plutôt que de préparer les séances au coup par coup.

EN PRATIQUE

EXEMPLE D'ACTIVITÉ POUR UN PPRE EN MATHÉMATIQUES, NIVEAU SIXIÈME

Durée : trois semaines.

Objectif : différencier les périmètres et les aires.

La durée totale du processus est de trois heures. La première heure comprend les étapes 1 et 2, la deuxième heure l'étape 3, et la troisième heure l'étape 4 et la validation.

– *Étape 1* : aucun prérequis de l'élève – distinguer le « tour » et « l'intérieur » d'une figure. Donnez à l'élève une fiche contenant plusieurs figures particulières ou quelconques. Soit le périmètre soit l'aire est coloré. L'élève doit écrire dessous ce qui est coloré (tour ou intérieur).

– *Étape 2* : identifier le tour au périmètre et l'intérieur à l'aire. Recherche des deux termes dans le dictionnaire.

– *Étape 3* : différencier la ligne du périmètre et la surface de l'aire. Amenez l'élève au gymnase, sur le terrain de basket-ball/de hand-ball ou au stade sur le terrain de foot. Demandez-lui de se déplacer dans l'aire du terrain de jeu, puis sur son périmètre. Faites-lui ensuite représenter sur papier le terrain, il devra colorier en rouge l'aire, en bleu le périmètre. Puis procédez de la même manière pour les figures intérieures du terrain (déplacement sur le terrain de sport puis représentation sur papier de la « raquette », la « zone » ou « surface de réparation »).

– *Étape 4* : exercices d'application. Redonnez les mêmes figures que celles précédemment étudiées sur le terrain, puis d'autres figures.

– *Validation de l'objectif final.*

Prolongement possible au cours d'un second PPRE : calculer un périmètre/calculer une aire.

Le rôle de l'évaluation dans le PPRE

Prévoyez une petite évaluation, même orale, à la fin de chaque séance, pour que l'élève et vous-même puissiez juger de la progression accomplie. Faites à chaque fois un bilan intermédiaire avec votre élève.

N'oubliez pas de clore le PPRE par une évaluation finale. Ce n'est qu'à ce prix que le PPRE peut véritablement avoir un sens. Sans elle, l'élève aura l'impression de ne pas avoir réalisé son objectif, ou bien aura le sentiment que son PPRE est sans fin, puisque aucune validation d'acquis ne vient le sanctionner.

Si l'élève ne parvient pas à réaliser son objectif, il vous faut en premier lieu repérer les causes de cet échec. Pour cela, posez-vous les bonnes questions :

– À quelle étape du PPRE mon élève a-t-il commencé à ne plus suivre ?
– À quel moment sommes-nous allés trop vite ?
– L'objectif fixé au départ était-il réalisable immédiatement ?
– Les raisons de son échec sont-elles scolaires ?

Laissez toujours votre élève vous expliquer ses erreurs et revenez sur les étapes qui n'ont pas bien fonctionné. Selon l'analyse que vous ferez, vous reviendrez en arrière, reverrez votre objectif à la baisse, ou proposerez peut-être à votre élève une aide d'une autre nature (atelier relais, test de SEGPA, dispositif d'accueil pour non francophone : ▶ fiches 15 et 16).

Le PPRE est encore mal connu et on hésite parfois à se lancer dans un tel dispositif. Il est vrai que ce travail personnalisé demande un investissement très important des équipes pédagogiques, tant du point de vue du temps passé que de la dépense d'énergie. Il n'a pas pour prétention de résoudre tous les problèmes, mais a au moins le mérite de prendre en considération les difficultés individuelles de l'élève quand les aides en groupe ne suffisent plus.

Aider à faire ses devoirs

Métro, boulot... boulot

Les devoirs que vous donnez à faire peuvent tourner en véritable casse-tête à la maison. Mais stop aux idées reçues : les devoirs du soir ne sont pas à prendre en charge exclusivement par la famille. Il est de votre responsabilité de prof de rendre possible ce travail personnel hors de la classe en aidant les élèves à réussir ce passage obligé.

PRÉPARER LES DEVOIRS À LA MAISON... EN CLASSE

Choisir les devoirs que l'on donne

Donner du travail à la maison n'est pas obligatoire, mais peut être très utile. En effet, cela permet à l'élève de réactiver ce qu'il a appris pendant sa journée de cours et d'approfondir – ou éclaircir – ce qu'il n'a peut-être pas compris.

Pour un travail à la maison réussi :

- choisissez des exercices en parfaite adéquation avec le travail fait en cours ;
- veillez à ce que les consignes soient claires. Prenez bien le temps de les lire avec vos élèves, afin de lever toute ambiguïté ;
- notez les devoirs au tableau pour les « petites classes » (sixième, voire cinquième) ;
- enfin, faites noter le travail dans le cahier de texte avant la sonnerie.

LE TRUC EN —

— Assommer vos élèves de travail, surtout pendant les vacances scolaires. Vous aimez vous reposer ? Eux aussi !
— Succomber à la tentation de faire faire aux élèves à la maison ce que vous n'avez pas eu le temps de faire en classe avec eux. Vous pourrez toutefois faire une exception quand le retard accumulé provient de leur dissipation excessive pendant les séances. N'en abusez pas cependant.

Commencer à faire apprendre une leçon en classe

L'apprentissage des leçons n'est pas l'apanage du travail à la maison. Vos élèves peuvent très bien commencer à les apprendre en classe avec vous. Et n'attendez pas forcément les cinq dernières minutes du cours : cela peut être une activité à part entière, notamment lors de la préparation de contrôles. C'est très souvent valorisant, car cela permet aux élèves de constater que le travail d'apprentissage paie.

EN PRATIQUE

COMMENT FAIRE APPRENDRE UNE LEÇON EN CLASSE AU COLLÈGE ?

— La leçon est encore au tableau, demandez aux élèves de l'apprendre pendant cinq minutes. Fermez le tableau et demandez à quelqu'un de restituer le cours. Posez-lui éventuellement des questions.
— Interrogez toujours sur les titres. Bien souvent, un élève qui n'apprend pas les titres n'a pas vraiment compris ce qu'il apprend.
— Utilisez la technique du perroquet (pour les éléments que les élèves doivent absolument savoir sur le bout des doigts). Faites répéter la même chose par différents élèves, faites le sourd, celui qui n'a pas compris... (« *Hein ? J'ai pas bien compris ? Tu peux répéter ? Je n'entends pas bien !* »). Vos élèves retiendront par cœur et, bien souvent, vous arriverez à les faire rire.
— Trouvez avec eux – ou indiquez-leur – des moyens mnémotechniques (exemple pour retenir une liste de prépositions : Adam part pour Anvers avec deux cents sous/à, dans, par, pour, en, vers, avec, de, sans, sous).
— Une fois la leçon apprise ensemble, rappelez-leur qu'ils doivent la revoir chez eux.

APPRENDRE À FAIRE SES DEVOIRS CHEZ SOI

Jalonner le travail des élèves

Ne partez pas du principe que vos élèves savent faire correctement leurs devoirs. Pour certains, ce sera ouvrir son classeur pendant dix minutes en attendant que « ça se passe », pour d'autres, ce sera recopier l'exercice du voisin de palier…

Les élèves ne font pas toujours les choses logiquement, ni dans le bon ordre : c'est à vous d'être leur guide. Indiquez-leur la procédure :

• consulter son cahier de texte : faire en premier les devoirs pour le lendemain, puis pour les jours suivants.

• apprendre sa leçon, refaire oralement ou mentalement les exercices que l'on n'a pas réussis en classe.

• faire les travaux écrits.

Une fois acquis l'ordre dans lequel il est logique de travailler, vous devez indiquer à vos élèves comment apprendre une leçon chez eux. Pensez à préciser constamment en cours ce qu'il est important de retenir ou d'apprendre par cœur et ce qu'il faut bien comprendre.

Pour apprendre par cœur	Pour comprendre ma leçon
En classe : être attentif et demander au professeur quand je ne comprends pas	En classe : être attentif et demander au professeur quand je ne comprends pas
À la maison : lire et relire la leçon à voix haute et la répéter autant de fois que nécessaire	À la maison : lire et relire ma leçon
Retenir les titres et sous-titres	Retenir les titres et sous-titres
Réciter ce qui doit être su par cœur à quelqu'un ou le réécrire au brouillon et vérifier à l'aide du cours	Inventer de nouveaux exemples
Pour retenir l'orthographe d'un mot, l'épeler à voix haute ou l'écrire au brouillon	Refaire les schémas et les figures
	Faire les exercices demandés et refaire les exercices faits en classe
	Reformuler avec mes propres mots le contenu du cours

LE TRUC EN +

Au collège, faites souligner en couleur et indiquez dès que nécessaire la mention « Leçon » ou « À retenir »…

Faciliter la tâche des parents

L'idéal pour un élève est, bien sûr, qu'au moins un des membres de sa famille soit disponible pour l'aider à faire ses devoirs. Ne nous leurrons pas, ce n'est évidemment pas le cas pour diverses raisons. Là encore, c'est à vous d'aider les parents dans leur tâche – sans les culpabiliser.

Dès le début de l'année, lors des réunions ou de rendez-vous indivi-duels, indiquez-leur clairement quelles sont vos attentes. Pensez à leur rappeler qu'il n'est pas aberrant de surveiller et contrôler le travail de ses enfants, même s'ils sont en troisième, voire au lycée. Voici quel-ques conseils à prodiguer aux parents si vous sentez qu'ils sont en demande :

– « Vérifiez le travail à faire dans le cahier de texte. »

– « Prenez le cahier de votre enfant et demandez-lui de réciter. »

– « Posez-lui des questions ; demandez-lui de vous expliquer. »

– « Vérifiez que le travail écrit soit fait. »

LE TRUC EN +

Certains parents parlent mal le français ou ne savent pas lire. Cela ne les empêchera pas d'appliquer les conseils mentionnés ci-dessus. Le fait que l'élève sente leur intérêt pour son travail est déjà très important.

Conseillez-leur également des outils de travail dans votre matière, sur-tout s'ils vous le demandent : un dictionnaire, un ouvrage de grammaire française, un dictionnaire français/anglais, des annales corrigées et commentées du bac ou du brevet…

LES ÉTUDES APRÈS LA CLASSE

Présentation du dispositif « L'école après l'école »

Depuis la rentrée 2007, (circulaire n° 2007-011 du 9 janvier 2007), il est demandé d'organiser dans les collèges en zone d'éducation prioritaire, un accompagnement scolaire après la classe. Ce dispositif doit s'étendre à tous les collèges dès la rentrée 2008.

Cet accompagnement scolaire est destiné à tous les élèves, l'objectif étant de permettre au plus grand nombre de réussir. Il dure en moyenne deux heures après la classe, quatre jours par semaine et est mené par des professeurs volontaires et/ou des assistants d'éducation, tous rémunérés en heures supplémentaires effectives. Pour la réussite de l'élève, « L'école après l'école » favorise trois domaines :

– l'aide aux devoirs et aux leçons ;

– la pratique sportive ;

– la pratique artistique et culturelle (▶ fiche 14).

Un dispositif similaire d'accompagnement éducatif a été créé à la rentrée 2008 dans 200 lycées et doit être élargi à tous les établisssements dès août et septembre 2009 (▶ fiche 9).

Études surveillées ou études dirigées ?

Depuis l'adoption du dispositif « L'école après l'école », et dans le cadre de l'aide aux devoirs, bien des établissements se sont demandé quel type d'études mettre en place après la classe.

L'étude surveillée permet de fournir aux élèves un endroit calme où ils peuvent travailler, ce qu'ils ne trouvent pas forcément chez eux (étroitesse des appartements, bruits éventuels des petits frères et sœurs, télévision, etc.). Mais l'étude surveillée ne remédie pas à d'autres problèmes de taille : les élèves ne comprennent pas toujours pourquoi ils sont là, ils ne savent pas forcément faire leurs devoirs seuls et ont parfois besoin de quelqu'un pour les inciter à se mettre au travail. Face à cela, il semble préférable d'organiser des études dirigées dans lesquelles l'enseignant vient en aide aux élèves par ses conseils ou, parfois, ses directives. Mais comment réussir une étude dirigée ?

Instaurer une ambiance de travail

Faire faire leurs devoirs à certains élèves relève parfois du défi. Afin que l'aide aux devoirs ne se transforme pas en garderie, il faut trouver quelques astuces pour favoriser le travail :

- choisissez de préférence une salle équipée de manuels, de diction-naires et éventuellement d'ordinateurs. Rien de pire que de travailler sans matériel adéquat ;
- travaillez en binôme : un enseignant scientifique avec un enseignant littéraire ;
- exigez le calme et la concentration ;
- préférez les petits groupes de travail (maximum dix élèves) et osez exiger une personne par table si vos élèves ont du mal à se mettre au travail…
- circulez dans les rangs, proposez votre aide et, au besoin, impo-sez-la. Certains élèves ne vous diront jamais qu'ils ont besoin de vous pour ne pas vous déranger – ou pour ne pas être dérangés dans leur inactivité…

Vous-même devez montrer que vous êtes tout à votre travail d'aide des élèves. Ceux-ci doivent sentir que vous donnez de votre temps pour eux. Si vous voulez qu'ils fassent leurs devoirs, il faudra donc éviter de rester à votre bureau pour corriger vos copies…

Favoriser l'autonomie des élèves

Votre travail n'est pas seulement de les aider à faire leurs devoirs : vous devez aussi leur donner des techniques pour les faire seuls, et leur montrer les méthodes et les outils qui favoriseront la réussite de leur travail.

LE TRUC EN +

Afficher en grand format, dans la salle, la procédure que les élèves doivent suivre pour bien faire leurs devoirs ainsi que les méthodes pour apprendre une leçon.

Aider vos élèves à faire leurs devoirs ne relève pas, comme on pourrait le croire, du "maternage" mais, bien au contraire, d'une aide à la prise d'autonomie. N'hésitez pas à vous lancer ! Vous en sentirez vite les bénéfices.

Proposer des activités éducatives et récréatives après les cours

Après l'effort...

Certains dispositifs (L'école après l'école, les clubs) permettent aux élèves de faire des « heures supplémentaires » à l'école, le soir ou lors de la pause déjeuner, afin de participer à différentes activités. Comme vous, ils risquent d'être un peu fatigués et moins concentrés... C'est pourquoi des activités scolaires utiles mais également ludiques pourraient être particulièrement profitables. Pourquoi ne pas leur proposer, par exemple, des activités culturelles ou créatives ? C'est pour vous l'occasion rêvée de raccrocher à vos enseignements les élèves que le travail scolaire traditionnel rebute.

JOUER LA CARTE « CULTURE GÉNÉRALE »

Les professeurs de toutes les disciplines peuvent proposer des activités visant à développer la culture générale dans leur matière. Les enseignants doivent, bien entendu, participer au jeu.

Proposer des ateliers développant la connaissance des domaines artistiques

Impossible de citer tout ce que vous pouvez mettre en place. Voici cependant quelques idées.

- ciné-club, que vous pouvez spécialiser (films en noir et blanc, films anglais, espagnols, italiens...) ;
- opéra ;

– club de lecture ;

– atelier bandes dessinées ou mangas…

Les clubs, en général, peuvent être mis en place par des professeurs ou des assistants d'éducation. Ils dépendent souvent du foyer socio-éducatif monté en association. Ils ont lieu durant la pause déjeuner, où les parents aiment à savoir leurs enfants occupés utilement. On demande parfois aux élèves une adhésion payante qui sert à financer différents projets (voyage scolaire, cadeaux de concours, sorties, etc.). Ils ne sont évidemment pas destinés aux seuls élèves en difficulté, mais permettent à ces derniers de s'ouvrir culturellement dans le milieu de l'école.

Attention ! Les clubs ou ateliers dépendant du foyer éducatif reposent sur la bonne volonté des professeurs, qui ne sont pas rémunérés pour mener de telles activités. Ils existent cependant dans un grand nombre d'établissements. En revanche, dans le cadre de « L'école après l'école », votre travail sera rétribué.

LE TRUC EN +

Prévoyez des sorties en rapport avec votre atelier. Emmenez vos élèves voir des films, des pièces de théâtre, des musées, des expositions. Vous aurez juste besoin d'une autorisation de votre direction, des parents et également d'un financement (des familles, de l'établissement ou du foyer).

EN PRATIQUE

QUELQUES JEUX ÉDUCATIFS

POUR TRAVAILLER SUR LA CULTURE GÉNÉRALE TOUTES DISCIPLINES CONFONDUES

– *Excellence* : collège niveau plus faible
– *Trivial Poursuit* : plusieurs variantes se déclinent : « junior » au collège, « genius » au lycée
– *Questions pour un champion* : niveau lycée

EN FRANÇAIS ET LANGUES VIVANTES

– *Scrabble* : tout niveau, pour le vocabulaire
– *Des chiffres et des lettres* : tout niveau, pour le vocabulaire

…/…

.../...

EN LITTÉRATURE

– *Le rouge et le noir*: sur les œuvres littéraires, niveau lycée

EN GÉOGRAPHIE

– *La France en questions*: tout niveau
– *L'Europe en questions*: tout niveau

EN MATHÉMATIQUES

– *Des chiffres et des lettres*: tout niveau, pour le calcul mental

Côté financement, voyez avec le gestionnaire s'il ne reste pas des fonds que vous pourriez utiliser à des fins ludiques et éducatives. Dans le cadre de « L'école après l'école », les établissements peuvent tout à fait débloquer de l'argent à des fins culturelles. Essayez également du côté du foyer de votre établissement. Vous pouvez aussi adapter des jeux qui existent déjà, mais que vous n'avez pas forcément sous la main. L'avantage est que les élèves se creusent les méninges pour réaliser les cartes ou les éventuelles questions. De plus, vous êtes alors assuré que le jeu est adapté à leur niveau.

❝ *Alexia : dans le cadre de « L'école après l'école », nous animons à deux un atelier « création de jeu de société » sur le thème de Paris au XIXᵉ siècle, pour les élèves de quatrième. Nous avons un groupe d'une vingtaine d'élèves que nous divisons en deux, chacun travaille une heure en français puis une heure en histoire. Pendant huit séances, les élèves ont eu une courte nouvelle à lire, à chaque fois différente, sur le sujet de notre atelier (des nouvelles de Maupassant essentiellement). Après leur lecture, chaque élève doit imaginer dix questions techniques ou de compréhension qu'il pourrait poser sur le texte. Par exemple : "Qui est le narrateur ? Où se passe l'action ? Qui est tel personnage ?"*
Pascal : de mon côté, je procède de la même manière, mais avec différents supports historiques : cartes, gravures, textes, graphiques reliés à un thème particulier (le Paris ouvrier, Haussmann et la transformation de Paris...).
Au terme de toutes ces séances, chaque élève a donc inventé 80 questions en français et autant en histoire.

Alexia : ensuite, Joseph et moi éliminons les questions identiques et celles qui manquent de pertinence et demandons aux élèves de mettre sur des petites fiches bristol chacune de leur question avec la réponse indiquée d'une autre couleur. Au verso, ils doivent mentionner la catégorie (histoire ou littérature).

Pascal : pendant ce temps, je prépare les plateaux de jeu avec Natasha sur des feuilles au format A3, pour que des cases « histoire » et « français » se succèdent. Les élèves qui ont terminé la mise en fiche, décorent les plateaux. Puis, pendant deux à trois autres séances, on peut tous se lancer dans des parties endiablées. Cette activité a l'avantage de pouvoir être adaptée selon les matières que l'on veut faire travailler. »

Alexia, professeur de français et Pascal,
professeur d'histoire-géographie en collège.

JOUER LA CARTE « CRÉATION »

Ateliers d'écriture

Ces ateliers pourront concerner le français et les langues vivantes. Vous ferez créer toutes sortes de textes, en dirigeant vos élèves pour donner des pistes à ceux qui manquent le plus d'imagination. Le mérite de ces activités ludiques est qu'elles font travailler plusieurs domaines de la langue. Toutes les activités sont adaptables dans la langue de votre choix.

EN PRATIQUE

QUELQUES ACTIVITÉS D'ÉCRITURE

LE JEU DU CHAMP LEXICAL

Donnez un mot, en français ou dans la langue vivante que vous enseignez (*exemple : rouge*). Chaque élève, à son tour, doit écrire sur un papier un autre mot (dans la même langue) auquel lui fait penser le premier (exemple : sang, confiture, blessure, feu, etc.), puis vous notez tous ces mots au tableau. Les élèves doivent ensuite écrire un texte (récit, poème, description...) en utilisant tous ces mots dans l'ordre qu'ils désirent.

...\...

.../...

LE CADAVRE EXQUIS

À décliner selon les envies (il est également possible de l'adapter en arts plastiques). Principe de base : vous donnez une feuille que vous faites passer à un premier élève, celui-ci écrit quelque chose puis plie sa feuille en ne laissant apparaître qu'une partie de ce qu'il a écrit, un deuxième élève récupère la feuille et complète à partir de ce qu'il lit, puis il plie la feuille à son tour de la même manière que le premier. Quand tous les participants ont écrit, lisez la totalité du texte produit à voix haute : succès et éclats de rire garantis !

Un exemple de variante pour faire travailler sur les fonctions grammaticales : on cachera totalement les mots écrits, le premier élève écrit un groupe sujet, le deuxième une proposition subordonnée relative, le deuxième un verbe conjugué transitif direct, le troisième un COD, le quatrième un complément circonstanciel de manière, le dernier un complément circonstanciel de lieu. Lisez, riez... puis corrigez la syntaxe !

Monter un spectacle

Monter un spectacle est extrêmement fédérateur, car tous les professeurs peuvent être mis à contribution. Puisque c'est à la mode, surfez sur la vague des comédies musicales. Le prof de musique s'occupera des chants avec sa chorale, le prof de français mènera les activités théâtrales, le prof d'arts plastiques pourra faire préparer les décors, le prof de techno travaillera sur les programmes...

EN PRATIQUE

MONTER UN SPECTACLE : LES GRANDES ÉTAPES

– Choisissez un projet de départ suffisamment large autour duquel pourront s'articuler les idées de vos collègues (exemple, sur le thème de la parodie : le prof de musique propose des chants connus avec des paroles réécrites sur le mode comique, le prof de français propose une réécriture de conte, comme Blanche Neige chez les féministes, adaptée à la scène). Soit vous trouvez les textes, soit vous les écrivez ou les faites écrire par vos élèves. Attention ! Assurez-vous de l'accord de votre chef d'établissement. Renseignez-vous sur l'aspect juridique ainsi que sur les moyens auxquels vous pouvez prétendre et pensez à vous y prendre quelques mois à l'avance.

.../...

.../...

- Désignez un chef de projet parmi vos collègues pour fédérer toutes les actions et communiquer avec la direction et les autres intervenants.
- Chaque prof organise son atelier au moins une heure chaque semaine (chorale, théâtre, création de décors, de costumes, etc.). Répétez d'abord séparément, puis un mois avant le spectacle, organisez des répétitions collectives.
- Trouvez un lieu pour votre représentation.
- Anticipez sur le matériel nécessaire si votre salle n'en est pas munie : une scène, une sono avec des micros, des lumières et… trouvez quelqu'un capable de s'en servir !
- Proposez une billetterie, même gratuite, afin de gérer le flux de spectateurs.
- Préparez les programmes, les affiches (le prof d'arts plastiques peut organiser un concours) et éventuellement des invitations.
- Demandez à être libéré de cours au moins une demi-journée pour répéter sur place avec tous les participants.
- Ne stressez pas trop, même si vous voyez que les élèves ne sont pas au point. Vous verrez qu'au moment voulu, ils seront concentrés et performants.
- Pensez à éteindre vos portables et bon spectacle à tous !

LE TRUC EN +

Motivez vos collègues pour qu'ils deviennent eux aussi acteurs ou chanteurs. Rigolade assurée et succès garanti auprès des élèves !

Jouer les scientifiques

Les disciplines propices à l'expérimentation sont totalement adaptées à la création. On pourra monter un jardin pédagogique, construire des maquettes, créer un site Internet, fabriquer un objet… Là encore, mettez vos collègues des autres disciplines dans le coup.

> *Je travaille actuellement sur un projet de jardin pédagogique pour l'année prochaine dans le cadre de « L'école après l'école » pour les sixièmes. Ce sera financé par le Conseil général pour ce qui est du matériel nécessaire, à savoir des grands bacs en plastique avec du terreau, installés à l'extérieur dans un endroit ensoleillé (il n'y a pas de lopin de terre dans*

l'établissement). Personnellement, j'utiliserai le jardin dans le cadre de mes cours de sixième pour faire des observations sur les insectes, la germination et la décomposition des matières organiques. Le soir après la classe, aux beaux jours, les élèves volontaires cultiveront le jardin ; en hiver, ils feront des recherches sur les plantes cultivées (tomates, pommes de terre, radis, salades, fraisiers, plantes aromatiques, fleurs à bulbes) et fabriqueront des décorations et nichoirs avec la prof d'arts plastiques. »

Charlotte, professeur de SVT en collège.

Les activités ludiques que vous proposerez doivent garder un caractère éducatif, vous n'êtes pas GO, ni animateur de colonie de vacances. Néanmoins, dans un cadre scolaire, vous avez un large espace de manœuvre. Ces activités plaisantes seront pour les élèves en difficulté un sas de décompression où ils pourront, de surcroît, réussir ! Par ailleurs, vous pouvez très bien utiliser de temps en temps ces activités au sein même de vos classes.

Utiliser les dispositifs relais

Passage de témoin

Osez parfois retirer, pendant un temps, un élève de son établissement pour lui proposer une solution extérieure, celle du dispositif relais. Pour éviter que cette aide ne soit pas une simple bouffée d'oxygène pour l'élève et l'équipe éducative, il va falloir que vous vous impliquiez complètement dans le projet. Voici la marche à suivre !

LE TRAVAIL DANS LES DISPOSITIFS RELAIS

Présentation des dispositifs relais

Il existe deux dispositifs : la classe relais (*BO* n°25 du 18 juin 1998) et l'atelier relais (*BO* n°37 du 10 octobre 2002) qui visent à la resocialisation et à la rescolarisation des élèves qui ne s'adaptent pas à l'institution (absentéisme, retards, comportements perturbateurs, voire rebelles, passivité…).

Ce tableau récapitule les différences essentielles entre ces deux dispositifs.

	Classes relais	Ateliers relais
Public concerné	Les élèves les plus âgés du collège (quatrième et troisième), plus rarement des lycéens, et qui ont souvent au moins un an de retard.	Des collégiens de n'importe quel âge, même si on le réserve davantage au cycle central et notamment à la classe de cinquième.
Durée des sessions	Trois mois, renouvelables dans la limite d'une année.	Quatre semaines renouvelables au maximum trois fois.
Objectifs	Travailler sur l'orientation en vue d'intégrer un circuit professionnel.	Réintégrer son établissement d'origine et éventuellement avoir un projet d'orientation.

LE TRUC EN +

Pour connaître les établissements accueillant des dispositifs relais, consultez le site Internet de votre académie.

Chaque dispositif accueille au maximum dix à douze élèves par session. Si les publics concernés peuvent être différents, l'esprit est sensiblement le même. Il s'agit dans les deux cas pour l'élève de :

• se socialiser et trouver sa place dans le groupe classe ;

• favoriser l'intégration des lois et le respect des règles ;

• développer un rapport positif aux savoirs ;

• restaurer l'estime de soi en prenant conscience de ses progrès, en améliorant sa capacité à dépasser ses difficultés et en s'installant dans un processus de réussite ;

• se revaloriser aux yeux de l'adulte.

L'équipe relais

On peut compter sur une équipe soudée qui se compose :

• d'un enseignant du premier degré spécialisé. Son poste est à profil spécifique. C'est lui qui s'occupe de la médiation entre tous les acteurs du dispositif : élèves, familles, établissement d'accueil, établissement d'origine. Il monte également les différents projets et travaille au quotidien avec les élèves pour dispenser les savoirs classiques (mathématiques, français, etc.) ;

• d'un ou plusieurs assistants d'éducation ;

• de profs du secondaire dans le cadre de projet précis (un prof de techno pour un projet informatique, par exemple) ;

• d'une assistante sociale, d'un conseiller d'orientation et d'un psychologue ;

• de personnel associatif missionné pour effectuer des ateliers (un atelier théâtre, par exemple).

Les dispositifs relais bénéficient également de l'aide des municipalités et des conseils généraux. Ces différents partenariats sont partie intégrante des dispositifs relais.

Le choix du départ en dispositif relais

Une commission, formée de l'équipe relais, du principal de l'établissement d'origine et d'un représentant de l'inspecteur d'académie, propose l'accueil de l'élève dans le dispositif.

> **LE TRUC EN +**
>
> Dialoguer avec l'élève à ce moment-là est absolument primordial. Celui-ci doit bien comprendre que le dispositif relais n'est pas une sanction qu'on lui inflige, qu'il n'est pas exclu de son établissement, mais que le but est de lui fournir une aide en le sortant provisoirement de son école. Il vous faut de plus obtenir l'accord de la famille.

Les activités dans les dispositifs relais

Pour donner du sens aux enseignements, la session pourra être axée autour d'un projet fédérateur dans lequel chaque matière viendra s'intégrer.

Le travail que j'effectue avec les élèves se situe sur deux plans : éducatif et pédagogique. En ce qui concerne l'éducatif, on travaille sur leurs relations à autrui. Il faut tout d'abord établir des règles de base : l'élève ne doit avoir ni retard ni absence, les devoirs doivent être faits et il ne doit ni insulter qui que ce soit, ni se bagarrer. Sur ces points, je suis intransigeante : chaque entorse entraîne un avertissement et trois avertissements conduisent à l'exclusion de l'atelier relais. En revanche, je suis moins stricte, par exemple, sur le port d'une casquette – n'oublions pas que ces élèves sont dans une logique de rejet de l'école. Le premier jour, on travaille sur le règlement et on écrit avec les élèves une charte, qui est signée systématiquement par les adolescents, mais également par les adultes.

Deux fois, pendant chaque session, les élèves participent à un groupe de parole avec un psychologue, où ils peuvent parler de leurs échecs, de leurs attentes et de leurs projets.

En ce qui concerne les disciplines scolaires, le matin, on axe le travail principalement sur les mathématiques et le français, reliés au projet fédérateur. Les autres matières sont enseignées en fonction des besoins liés à ce projet, plutôt l'après-midi. Par exemple, pour un projet sur l'eau, nous avons utilisé les SVT ainsi que la géographie. Enfin, environ cinq heures par semaines sont consacrées à des disciplines sportives. On privilégie également les sorties culturelles au musée, à la médiathèque, au théâtre. Et on favorise l'élaboration d'un projet d'orientation, le plus souvent professionnel, qui à mon sens va de pair avec la motivation de l'élève pour continuer son parcours scolaire. Pour cela, nous allons au moins une fois par session au CIO.

Une fois par semaine, j'ai un entretien d'une heure avec chaque élève du dispositif. Nous faisons ensemble le bilan de son comportement de la semaine, ainsi que de son travail scolaire. »

Françoise, enseignante spécialisée en atelier relais.

LE RÔLE DES ÉTABLISSEMENTS D'ORIGINE

Votre rôle de tuteur

Chaque élève envoyé dans un dispositif relais a un tuteur attitré. Cela peut être vous… si vous êtes volontaire ! Vous ferez le lien entre l'élève et son établissement d'origine et l'aiderez à remplir ses objectifs. Vous bénéficierez alors d'une rémunération en heures supplémentaires.

Vous verrez votre élève une fois par semaine sur un créneau d'environ une heure dans votre établissement. En classe relais, vous pourrez espacer davantage les entretiens, tous les quinze jours pour une session de trois mois, voire toutes les trois/quatre semaines pour un dispositif de six mois ou plus). Faites en sorte que le jour et l'heure du rendez-vous soient à chaque fois les mêmes, pour plus de clarté.

Votre rôle sera similaire dans le cadre du tutorat d'un élève à l'intérieur de l'établissement comme le prévoit le *BO* du 10 juin 1999. Ce tutorat interne est proposé aux élèves ayant des difficultés scolaires, d'organisation et de comportement. Il est généralement décidé en concertation avec les équipes éducatives. Il peut être proposé à la place d'un atelier relais, mais aussi à l'issue d'une commission éducative, d'une commission disciplinaire ou d'un conseil de discipline. Dans tous les cas, il faut que l'élève soit partie prenante du dispositif, sinon le tutorat est inutile.

• Assurez-vous que l'élève vous a bien choisi en tant que tuteur et que vous ne lui avez pas été imposé. C'est essentiel pour entamer un dialogue productif.

• Établissez un contrat, signé par l'élève et par vous-même, afin de mettre en évidence, dès le début, l'engagement mutuel. À l'intérieur, vous consignerez les enjeux et objectifs de ce tutorat avec l'élève : « Pourquoi se rencontre-t-on ? À quoi espère-t-on parvenir ensemble ? » Préparez le document ensemble et signez-le tous les deux.

• Faites formuler à l'élève les objectifs qu'il doit atteindre afin de vérifier que vous partez bien sur les mêmes bases.

• Remplissez la fiche navette proposée par l'équipe de l'atelier relais pour faire le lien entre elle et vous. Chacun pourra y noter les activités pratiquées par l'élève et les progrès réalisés.

Le rituel de l'entretien

Pour installer la confiance entre votre élève et vous, instaurez un rituel :

• le même lieu pour chaque rencontre, tranquille et accueillant ;

• la consultation de la fiche navette apportée par l'élève (à faire en premier) ;

• le travail sur un document écrit (▶ *En pratique* p. 110) ;

• le bilan de la séance fait par votre élève, et repris par vos soins. Vous y expliciterez les progrès réalisés et ce qu'il y a à accomplir pour la prochaine fois. Il vous permettra déjà d'amorcer le prochain entretien. Vous mettrez à l'écrit ce bilan en présence de l'élève, vous le lui lirez et indiquerez qu'il est à destination de vos collègues de l'établissement ainsi que de la direction.

LE TRUC EN —

– Voir l'élève dans son établissement d'accueil. C'est le meilleur moyen pour lui donner un sentiment d'exclusion vis-à-vis de son établissement d'origine.

– Les échanges trop personnels. Si les paroles de l'élève sont trop chargées affectivement, dites-lui que vous comprenez ce qu'il vous dit et proposez-lui de mettre ses propos par écrit. Dirigez-le vers les personnes compétentes pour l'aider (▶ fiche 1).

– Monopoliser la parole. N'ayez pas peur des silences.

– S'asseoir face à l'élève (c'est propice à l'affrontement), ou s'asseoir à côté de lui (vous ne vous verrez plus). Préférez plutôt une position d'angle.

– Faire l'entretien coûte que coûte : il se peut que l'élève ne soit pas en mesure de s'exprimer cette fois-là. Proposez alors un autre mode de communication, comme le mail, ou bien reportez carrément l'entretien.

EN PRATIQUE

EXEMPLE DE FICHE DE TUTORAT

J'évalue mon travail et mon comportement de la semaine	Je m'interroge sur ma semaine à l'atelier relais
(Complétez par : oui, à chaque fois/oui souvent/oui parfois/non rarement/non jamais) J'ai été présent à chaque cours : Je suis arrivé à l'heure à chaque cours : Je suis venu avec mon matériel : J'ai fait mes devoirs à la maison : J'ai participé au cours : J'ai écouté et ai été attentif : J'ai demandé quand je ne comprenais pas : J'ai respecté mes camarades : J'ai respecté le personnel du collège :	Qu'est-ce que j'ai réussi qui m'a rendu fier de moi ? Qu'est-ce qui m'a mis en colère ? Qu'est-ce que je regrette dans mon comportement ? Qu'aurais-je pu faire pour être fier ? Qu'est-ce qui me pose encore problème ?
Mes objectifs pour la semaine à venir	**Les conseils de mon tuteur**

LE RETOUR DE L'ÉLÈVE DANS L'ÉTABLISSEMENT D'ORIGINE

Même quand le travail en dispositif relais s'est bien passé, rien n'est encore gagné. En effet, le plus difficile reste à faire : réussir le retour et la réadaptation de l'élève dans son établissement d'origine.

Le bilan du dispositif relais

À la fin d'une session, en tant que tuteur, vous recevrez un bilan fait par le responsable du dispositif ; vous devrez alors en faire un compte rendu à l'équipe pédagogique et à votre direction. Il doit servir de base de travail pour préparer plus en détail le retour de l'élève dans son établissement.

La réintégration dans la classe et l'établissement

Tuteur, il vous faudra préparer soigneusement le retour de l'élève, pour que celui-ci ne réitère pas les erreurs et les problèmes qui ont conduit à son départ.

Avant le retour

• Prévoyez le travail que vous allez lui demander de rattraper. Sachant que cet élève a des difficultés, concentrez-vous uniquement sur les éléments qui pourraient lui manquer dans la suite du programme (exemple : en mathématiques, le théorème de Thalès qui permettra des mises en application lors de problèmes concrets).

LE TRUC EN +

Profitez des contrôles portant sur des éléments traités en l'absence de l'élève pour lui faire rattraper les éléments essentiels du cours qu'il a manqué. Expliquez-lui les choses importantes à voix basse au fond de la classe pendant que ses camarades planchent.

- Envisagez également une mise en valeur du travail qu'il a effectué dans le dispositif relais. Par exemple, si un élève a fabriqué une maquette d'éolienne dans le cadre d'un projet sur le vent, mettez en place avec le professeur de SVT ou de physique une présentation de ce travail par l'élève devant l'ensemble de ses camarades. Ce sera extrêmement valorisant.
- Précisez à la classe les raisons du départ de l'élève en dispositif relais. La réussite de ce retour sera favorisée par l'accueil et le comportement de la classe.

Après le retour

- Accueillez l'élève avec ses parents, un membre de la direction, le CPE et le professeur principal. Félicitez l'élève du travail accompli, mais faites-lui comprendre qu'il devra être vigilant car il sera tenté de reproduire les attitudes qui l'ont fait flancher.
- Assurez-le du soutien de l'équipe pédagogique.
- Continuez ensuite de voir votre élève en entretien individuel une fois par semaine, pendant le reste de l'année s'il le faut. Vous pouvez être rémunéré pour cette activité (en HSE).
- Veillez à l'application des décisions prises par l'ensemble de l'équipe pédagogique et rendez-lui compte de l'évolution de l'élève.

Les résultats de ce dispositif

68 % des élèves reviennent au collège à la sortie des classes relais, et 84 % après un atelier (étude 2002-2003 de la Direction de l'Évaluation et de la Prospective du ministère de l'Éducation nationale). Cependant, 17 % des élèves ne trouvent pas de solution, ou ne savent pas où poursuivre leur scolarité. Le bilan, s'il est positif, est donc à nuancer.

La difficulté réside aussi dans le retour à l'établissement d'origine, et c'est sans doute là-dessus qu'il faut concentrer tous les efforts des équipes éducatives, afin que l'élève conserve les bénéfices du travail effectué lorsqu'il était hors de son établissement.

Dans le dispositif relais, vous n'avez pas le rôle principal. Mais ce n'est pas une raison pour rester caché en coulisse : la fonction de tuteur est essentielle pour permettre à l'élève un retour en douceur.

Proposer des dispositifs scolaires adaptés

Chacun sa route

Certains élèves ont des profils scolaires très spécifiques qui impliquent un accueil dans un dispositif spécialisé ; il s'agit notamment des élèves qui ont des difficultés d'apprentissage importantes et durables, ainsi que des élèves non francophones. Comment ces ados peuvent-ils être pris en charge pour retrouver confiance ? De quelle manière adaptée peut-on leur venir en aide, afin qu'eux aussi (re)trouvent le chemin de la réussite ?

LES ENSEIGNEMENTS GÉNÉRAUX ET PROFESSIONNELS ADAPTÉS (EGPA)

Présentation générale

Les EGPA comportent deux dispositifs :

- les SEGPA ont succédé aux SES (section d'enseignement spécialisé), en 1996. Elles existent dans certains collèges sur chacun des niveaux traditionnels de la sixième à la troisième ; elles dépendent des chefs d'établissement et sont gérées par un directeur adjoint spécifique à la SEGPA (différent de l'adjoint au principal). L'objectif est de permettre à des élèves, dont les difficultés scolaires persistent depuis longtemps et sont profondes, de poursuivre une scolarité au collège pour ensuite préparer un diplôme professionnel ;

- les ÉREA (établissements régionaux d'enseignement adapté), parfois nommés LEA (lycée d'enseignement adapté), accueillent des élèves en grande difficulté scolaire et/ou sociale, ainsi que des jeunes souffrant d'un handicap. Cet accueil se fait la plupart du temps en internat. Le contenu des enseignements y est général et professionnel, puisqu'un des buts majeurs est de former les élèves à un métier par l'obtention d'un diplôme type CAP ou BEP. Comme en SEGPA, les effectifs sont réduits (16 élèves par classe et 8 dans les ateliers professionnels).

L'entrée en EGPA

Les enseignants remarquent des difficultés profondes chez un élève ainsi qu'un retard important sur des compétences de base. Ces élèves sont testés par un psychologue scolaire, qui décide ou non de monter un dossier. Dès lors, l'accord des parents est nécessaire.

Les dossiers sont examinés par une commission départementale d'orientation présidée par l'IA-DSDEN (inspecteur d'académie directeur des services départementaux de l'Éducation nationale).

L'inspecteur d'académie décide, en fonction de l'avis de la commission et de la réponse donnée par les parents, de l'admission ou non en EGPA.

> ### LE TRUC EN —
>
> Les SEGPA ne sont pas toujours utilisées à bon escient. Les classes pour élèves souffrant d'un handicap étant souvent insuffisantes, il arrive que des élèves en attente d'une place en UPI (unités pédagogiques d'intégration) soient orientés en SEGPA.

Les équipes pédagogiques

Les enseignements sont assurés par :

- des instituteurs ou professeurs des écoles spécialisés (CAPSAIS ou CAPA-SH[1]) : ils enseignent notamment dans les matières principales : mathématiques, français ;
- des professeurs du secondaire, dans l'idéal titulaires d'une certification complémentaire pour l'adaptation scolaire et la scolarisation des élèves handicapés (2CA-SH-second degré). Vous

---

1. Voir index en fin d'ouvrage.

pouvez cependant vous voir affecté sur de tels postes sans l'avoir demandé.

Chaque division est suivie par un enseignant de référence (sorte de prof principal), responsable de la coordination des équipes et du suivi individuel des élèves.

Les enseignements proposés

Les effectifs sont réduits à environ seize élèves par classe. Les enseignements sont parallèles aux programmes du collège, mais il faut mettre l'accent sur les compétences de base, notamment en français et mathématiques, en vue de préparer un diplôme professionnel par la suite.

À partir de la quatrième, les élèves commencent progressivement une professionnalisation, avec des visites d'entreprise et éventuellement des stages. On développe également une formation à l'orientation, pour qu'au terme de la troisième ils soient en mesure d'affiner leur choix et puissent faire des demandes précises de formation professionnelle.

En fin de troisième, ils ne passent pas le brevet comme les autres collégiens, mais peuvent passer le certificat de formation générale (CFG) également proposé aux élèves de troisième d'insertion.

Des pratiques pédagogiques adaptées

Il faut proposer des activités adaptées. Celles-ci seront donc simples et tenteront de capter et fixer l'attention de tous les élèves.

- Vous travaillerez plus facilement avec du matériel informatique (▶ fiche 9) que les élèves préfèrent souvent au support écrit traditionnel, connoté « école », et donc « échec ».
- Vous essayerez d'accompagner les activités de lecture ou d'écriture, d'un visuel.

Avec mes élèves de quatrième SEGPA, pour effectuer la transcription écrite d'un dialogue, j'utilise des images de personnages en situation schématisée, avec des bulles (le tout fabriqué par mes soins). Je leur donne toutes les répliques et c'est à eux de les placer au bon endroit. Ça permet aux élèves de visualiser la situation de dialogue et de comprendre le sens dans son ensemble. »

Michèle, professeur d'anglais en SEGPA.

• Vous utiliserez les jeux pour travailler sur le vocabulaire en français ou en langue : relier le mot à l'image, mots croisés avec des images comme définitions, mots mêlés, anagrammes…

• Vous rapprocherez sans cesse les savoirs de la vie de tous les jours et des préoccupations des élèves : en langue, proposez par exemple des activités en fonction de la fête du jour célébrée dans le pays, faites réaliser des affiches sur les sportifs ou les chanteurs préférés de vos élèves. Essayez de les intéresser en leur parlant d'eux.

LE TRUC EN +

Des activités courtes : un quart d'heure maximum.

LES DISPOSITIFS D'ACCUEIL DES ÉLÈVES NON FRANCOPHONES

Présentation générale des Casnav

Pour aider à l'adaptation des élèves non francophones, souvent récemment arrivés en France, ont été créés en 2002 les Centres académiques pour la scolarité des nouveaux arrivants et enfants du voyage (CASNAV) (*BO* n° 10 du 25 avril 2002). Ils ont pour mission :

– d'informer tous les partenaires (familles, élèves et établissements scolaires) sur les dispositifs mis en place ;

– d'accompagner la scolarité des élèves non francophones en trouvant le dispositif le plus adapté et de faire le suivi des élèves ;

– de conseiller les enseignants dans leurs pratiques et de les former, ;

– de produire et diffuser des documents pédagogiques.

Quand un élève arrive en France, son responsable légal doit en informer le rectorat de son académie pour l'inscrire dans un établissement scolaire. Le rectorat le fait suivre par le CASNAV qui va :

- évaluer ses savoir-faire en langue française et l'orienter vers un apprentissage de débutant ou de renforcement en français,
- rendre compte de ses compétences scolaires dans sa langue d'origine et de son degré de familiarisation avec l'écrit,
- se renseigner sur ses « savoirs d'expérience » (savoir que l'élève a pu expérimenter en dehors de l'école) dans différents domaines, ainsi que sur ses centres d'intérêts personnels, qui serviront de points d'appui pédagogiques.

Au terme de l'évaluation, l'élève est orienté vers la structure d'accueil qui lui correspond le mieux.

Les structures d'accueil du second degré

Elles sont de deux sortes et existent dans certains collèges. On évite cependant de mettre les deux structures dans un même établissement. L'apprentissage du français n'y est pas réservé au professeur de cette discipline, puisque l'élève a besoin d'apprendre les consignes et le vocabulaire utilisés dans les autres matières.

- Les CLA-NSA (classes d'accueil pour élèves non scolarisés antérieurement) : elles sont réservées aux élèves en âge d'être au collège, mais un élève de plus de seize ans pourra cependant y être accueilli. L'objectif est d'y apprendre le français ainsi que des compétences de base du niveau CM2. L'effectif maximum par classe est de quinze élèves.
- Les CLA (classes d'accueil) : l'élève accueilli a déjà connu une scolarité dans son pays d'origine. Son emploi du temps est aménagé pour qu'il apprenne le français, mais il suit une scolarité normale, notamment dans les disciplines où on a décelé des compétences (langues vivantes, par exemple).

Les groupes de CLA sont formés de quinze élèves au maximum

> « J'enseigne le français en CLA sur deux niveaux : niveau 1 pour les débutants en français, niveau 2 pour ceux qui ont un niveau plus avancé. Les

élèves de niveau 1 peuvent passer dans le niveau 2 l'année suivante. Les élèves de chaque groupe sont libérés deux demi-journées par semaine de leur emploi du temps normal, pour faire du français avec moi. »

Lise, professeur de français en CLA.

L'enseignement du français dans les dispositifs d'accueil

Les textes officiels préconisent au moins douze heures de français par semaine et par élève (en classe normale + CLA) ce qui n'est pas toujours facile à réaliser.

Les textes précisent que ces classes sont confiées de préférence à des enseignants volontaires. En pratique, de nombreux professeurs y sont nommés sans l'avoir voulu, et n'ont pas d'expérience de l'enseignement du français à des élèves non francophones. Ils doivent donc se former et apprendre sur le tas…

Dans l'idéal, il faut :

• avoir une expérience auprès d'élèves non francophones ;

• avoir un diplôme universitaire de français langue étrangère (FLE) ou de français langue seconde (FLS). Les universités proposent des mentions FLE et FLS aux étudiants de langues étrangères et de lettres ;

• avoir effectué un stage de formation continue, souvent animé par des intervenants des Casnav et généralement d'une durée d'une à trois journées. Consultez le plan académique de formation de votre académie. Ces stages peuvent concerner l'enseignement de la langue, mais également l'enseignement des autres disciplines en langue française.

Les techniques d'enseignement utilisées sont surtout celles du français langue seconde, plus que celle du FLE. En effet, l'objectif des élèves est d'apprendre le français comme la langue de scolarisation (et non comme une langue étrangère). Vous trouverez des documents pédagogiques sur les sites Internet des différents Casnav.

LE TRUC EN +

Sur le site de l'académie de Créteil : *http://www.ac-creteil.fr/casnav/ didact.html*, vous pouvez consulter la collection de fiches *Réfléchir pour agir*. Une rubrique est consacrée au second degré. Vous trouverez notamment des idées sur les outils multimédias, les séquences didactiques du français langue seconde, des techniques d'animation comme la simulation globale (sorte de jeu de rôle fonctionnant sur la durée et la complexité d'une histoire. Exemple : se retrouver sur une île déserte… réactions ? Sensations ?)

Les EGPA et dispositifs d'accueil des élèves non francophones constituent une réponse spécialisée à des problèmes très ciblés. Ils ont l'avantage de ne pas couper les élèves bénéficiaires de tels dispositifs, du système scolaire traditionnel. Les élèves d'EGPA intégreront une filière professionnelle, quant aux élèves non francophones, ils bénéficient d'une aide en plus, mais restent la plupart du temps dans une classe normale.

Partie 3

Aider les élèves en dehors de l'école

Comprendre les causes et les enjeux du soutien extrascolaire

Poudre de Perlimpinpin ou remède miracle ?

Cours particuliers, stages intensifs, aides aux devoirs, et depuis peu, aide virtuelle et coaching sont en plein boum ! Cela vous chagrine peut-être, mais au lieu de pleurer la grandeur perdue d'une école répondant gratuitement aux besoins scolaires de vos élèves, demandons-nous ce qui pousse parents et élèves à chercher la réussite ailleurs qu'au sein du « mammouth » !

POURQUOI CET ENGOUEMENT ?

Exigence de réussite et peur de l'échec professionnel

Les familles ont de plus en plus recours à une aide extrascolaire, qu'elle soit gratuite ou payante. La principale cause de cet engouement est leur exigence d'une réussite rapide de leurs enfants. Les parents émettent le souhait que ces derniers fassent mieux qu'eux, respectant ainsi l'ascenseur social et craignent, avant tout, qu'ils ne viennent grossir la cohorte des non (ou faiblement) diplômés, qui peineront à trouver un emploi.

L'école dans l'ombre

Dans le système éducatif français, les enseignants sont face à un groupe important et l'élève ne peut donc pas être pris en compte dans ses difficultés individuelles. Certains reprochent notamment à l'école :

- de ne pas être adaptée à l'hétérogénéité d'une classe : les professeurs travailleraient pour un élève idéal qui serait rapide et comprendrait les choses dès qu'on les lui explique ;
- de ne pas être adaptée aux élèves ayant des besoins particuliers : malades et handicapés ;
- de ne pas apprendre aux élèves à être autonomes ;
- de ne pas expliquer suffisamment les erreurs commises, de ne pas donner de corrections suffisamment claires aux évaluations ;
- de ne pas permettre un travail oral dans toutes les matières et surtout en langues ;
- de faire beaucoup de travail en contexte aux dépens de la bonne vieille leçon qui résume tout – un des travers du décloisonnement quand il est appliqué de manière excessive ;
- de ne pas expliquer aux élèves les objectifs d'un travail ;
- le taux trop élevé d'échec scolaire.

LES ENJEUX LUCRATIFS

Aides gratuites et aides payantes

Les aides gratuites proposent le plus souvent une aide aux devoirs. Les aides payantes, elles, proposent également du soutien.

Si deux fois moins d'enfants d'ouvriers prennent des cours payants que d'enfants de classes plus aisées[1], l'aide payante tend néanmoins à se démocratiser du fait des mesures fiscales avantageuses pour les familles. Chez les diplômés, le soutien payant vient se rajouter à l'aide des parents, alors que dans les familles peu diplômées, ce soutien extérieur pallie l'absence d'aide familiale.

Les taux d'élèves prenant des cours sont plus élevés dans les classes précédant une orientation importante, classes d'examen et classes à

---

1. Source : rapport Glasman, voir bibliographie.

profil scientifique. En tête des disciplines demandées : les maths et la physique, suivis par les langues et le français[1].

LE TRUC EN +

Les mairies proposent parfois du soutien scolaire associatif gratuit pour les élèves. Cette aide peut s'inscrire dans les PRE (projet de réussite éducative) créés par le décret 2005-1178, du 13 septembre 2005, afin d'aider les élèves des ZEP et ZUS (zone urbaine sensible). Ce dispositif géré par les municipalités doit coordonner toutes les actions entreprises pour aider les enfants en âge de suivre une scolarité obligatoire et qui ont des difficultés scolaires, familiales ou sociales. Les aides proposées en PRE sont très diverses et peuvent utiliser du soutien scolaire, mais également des aides psychologiques, une assistance sociale, des interventions de médiateurs, etc. Tout cela se fait bien sûr en lien avec la famille de l'enfant mais également, dans la mesure du possible, avec l'école.

Le marché de l'aide scolaire

En 2006, le marché global de l'aide scolaire en France, en dehors de l'école, est estimé à deux milliards d'euros (toutes prestations comprises, que ces dernières relèvent des collectivités ou associations, des entreprises ou des particuliers).

Plus le niveau scolaire augmente, plus les élèves ont recours à un soutien payant. Une note d'information (du 2 février 2006) de Fabienne Rosenwald, de la Direction du Développement et de la Prospective à l'Éducation nationale, avance les chiffres suivants[2] :

- 8 % de collégiens suivent des cours particuliers payants (6 % en sixième, 7 % en cinquième, 9 % en quatrième et 14 % en troisième.) ;
- 15 % des lycéens sont concernés (16 % en seconde, 20 % en première générale, 6 % en première technologique, 15 % en terminale générale, 9 % en terminale technologique et seulement 3 % en lycée professionnel).

---

1. *Ibid.*
2. Source : enquête « éducation et famille » de l'Insee.

Les entreprises de cours de soutien particulier profitent de cet engoue-ment depuis le milieu des années 1990. Leur croissance moyenne est estimée aujourd'hui à 10 % par an.

Le marché des profs

Tous ces dispositifs trouvent facilement leur main-d'œuvre, composée d'étudiants (la majorité des salariés de ce secteur), de professeurs d'établissements scolaires, voire parfois de salariés du privé titulaires d'une licence.

LES ENJEUX PÉDAGOGIQUES

Une relation prof/élève apaisée, une aide individuelle instantanée

- L'élève peut nouer une relation de confiance avec son enseignant, sans tomber dans l'émotionnel déclenché par l'aide des parents.

- Le professeur n'a plus à gérer une classe entière et peut se relâ-cher sur le plan de l'autorité. L'élève n'a rien à prouver par son comportement et peut donc se consacrer uniquement à la matière étudiée.

- L'élève obtient une réaction immédiate à ses difficultés, aux pro-blèmes qu'il rencontre dans son travail scolaire.

- La parole est libérée : l'élève peut poser des questions sans avoir peur du regard de ses camarades de classe. De même, il ne se sent pas culpabilisé quand il demande quelque chose qu'il devrait nor-malement savoir.

- Quand l'élève a un travail à rendre à son professeur de cours particu-lier, il sera inévitablement contrôlé : aucune esquive n'est possible !

Une progression de l'élève nuancée

L'élève progresse dans la plupart des cas. Deux tiers des 1285 élèves interrogés de 1989 à 1992 en Rhône-Alpes ont constaté une nette amélioration de leurs résultats (jusqu'à 6 points en plus), grâce aux cours particuliers, mais pour un tiers d'entre eux, cette amélioration est moins conséquente (1 à 2 points supplémentaires)[1].

LE TRUC EN —

Tous les systèmes d'aide ne se valent pas. Certains sont bien coûteux pour des résultats qui ne sont pas toujours concluants.

Le rapport Glasman relève que les cours particuliers ont pour objectif premier d'apprendre à l'élève à « passer des épreuves » (contrôles, examens), obéissant à une règle de rentabilité immédiate. Mais les cours n'apprennent pas aux élèves à penser… C'est sans doute de cette lacune que sont nés récemment des dispositifs nouveaux qui favorisent le développement personnel et la réflexion de l'élève (colonies éducatives ou coaching – ▶ fiches 21 et 23). On ne dispose pas encore de statistiques scientifiques pour évaluer les résultats de ces nouveaux dispositifs.

L'aide scolaire en dehors des établissements repose sur une exigence accrue de réussite, sous la dépendance d'un marché du travail en berne. Les entreprises privées de soutien scolaire surfent sur cette crainte parentale pour développer un commerce très lucratif. Quant à vous, vous pouvez y trouver votre compte sur le plan financier, mais également sur le plan pédagogique en développant dans ce contexte des techniques plus propices au travail extrascolaire.

---

1. Source : rapport Glasman, voir bibliographie.

Donner des cours à domicile

Home sweet home

Peut-être avez-vous déjà donné, du temps de votre lointaine jeunesse, des cours particuliers à domicile. Malgré le poids des années, vous pouvez très bien vous y remettre pour aider un élève en mal de réussite, ce qui vous permettra d'arrondir vos fins de mois...

LES DIFFÉRENTS DISPOSITIFS

Les entreprises privées de cours à domicile

Ces agences privées sont extrêmement nombreuses en France. En voici quelques exemples : Complétude, Acadomia, Cours Legendre, Profadom, Domistudy, Lauréat, Profassistance, Allocours, Domicours, Méthodes éducatives, Études assistances... Toutes ces entreprises fonctionnent approximativement de la même manière :

- les familles viennent inscrire leur enfant après s'être acquittées des droits d'inscription (de 45 à 75 euros – seul Lauréat propose une inscription gratuite) ;
- certaines agences proposent ensuite un bilan gratuit de l'élève pour lui dresser un programme de cours ;
- ensuite elles se chargent de trouver l'enseignant qui conviendra le mieux dans leur liste de professeurs disponibles.

L'heure de cours coûte de 20 euros à 50 euros (avant réduction fiscale). Le taux horaire varie selon le niveau de l'enfant, éventuellement le forfait choisi (dix heures de cours, seize heures de cours...) ou la ville (les cours sont souvent plus chers à Paris). Les parents payent l'agence par chèque, carte bancaire ou Cesu (chèque emploi service universel) et donnent au professeur un coupon nominatif à chaque heure de cours. Celui-ci l'envoie à l'agence prestataire et la somme due est ensuite reversée sur son compte.

Concernant le recrutement des enseignants :

* il faut, en règle générale, être titulaire d'un bac+3 pour postuler, mais il existe des exceptions. Ainsi, au Cours Legendre, il faut un bac + 4 ou être enseignant en exercice ;

* l'entretien d'embauche est souvent très rapide quand vous êtes déjà professeur ;

* vous devez, pour finir, fournir les pièces nécessaires et, enfin, signer votre contrat.

* vous complétez également un dossier dans lequel vous indiquez les matières que vous souhaitez enseigner (vous n'êtes pas obligé d'enseigner uniquement la matière dans laquelle vous êtes professeur) et pouvez préciser les niveaux que vous souhaitez (par exemple : français jusqu'en terminale, anglais jusqu'en troisième).

LE TRUC EN +

Un prof peut cumuler deux activités d'enseignement à condition d'obtenir au préalable une autorisation de cumul. Cette dernière doit être demandée au rectorat par la voie hiérarchique.

Vous serez rémunéré selon la ville où vous vivez, le niveau de l'élève et, parfois, en fonction de la distance entre votre domicile et l'agence. La rémunération est le plus souvent comprise entre dix et vingt-cinq euros de l'heure, mais certaines agences sont un peu plus généreuses. Le véritable avantage pour vous est que vous n'avez pas à vous préoccuper de chercher des élèves. Une personne de l'agence vous téléphone dès qu'un élève correspond à votre profil (en fonction de la matière que vous voulez enseigner et de votre lieu d'habitation). Libre ensuite à vous d'accepter ou de refuser le cours. Si vous acceptez, vous vous engagez pour une période de trois mois à une année, à moins que la famille ne décide d'arrêter les cours.

À noter que de nombreuses agences proposent également des stages en petits groupes (▶ fiche 20).

> **LE TRUC EN ✛**
>
> Certaines agences proposent des cours particuliers dans leurs propres locaux. Cela peut, éventuellement, être un gain de temps pour tout le monde !

De particulier à particulier

Si vous ne voulez pas que vos cours profitent à une entreprise privée, vous vous adresserez directement aux particuliers.

> **LE TRUC EN ─**
>
> Il faut chercher des élèves et vous risquez d'en avoir moins.

Vous trouverez des élèves en passant des annonces ou en y répondant :

- dans les locaux d'organismes liés à la jeunesse, comme les MJC (maisons des jeunes et de la culture) ;
- sur les sites des CRIJ (centres régionaux d'information jeunesse) : site Internet des différents CRIJ de France : http://www.crij.org/reseau-ij/france.html ;
- sur le site http://www.kelprof.com : vous pouvez mettre votre annonce gratuitement en ligne, après un entretien et l'envoi d'un CV. Le site garantit aux parents vos compétences professionnelles ; et c'est vous qui déterminez librement votre rémunération ;
- sur certains sites d'annonces gratuites et où il n'y a pas d'intermédiaire entre les familles et vous. Vous indiquez vos matières, votre ville, et la rémunération demandée. Quelques exemples : http://lesoutienscolaire.online.fr, http://www.perspicace.com, http://cours-particuliers.com;
- dans les journaux locaux ;
- chez les commerçants autour de chez vous ;

– par le bouche-à-oreille : faites savoir autour de vous que vous donnez des cours particuliers.

> **LE TRUC EN +**
>
> Il y a de la concurrence, notamment étudiante, alors misez sur vos expériences et compétences de prof, précisez toujours que vous êtes titulaire d'un concours (CAPES, agrégation…) ou, si ce n'est pas le cas, que vous êtes prof dans un collège ou un lycée.

Une fois vos élèves trouvés, pour être déclaré, vous pouvez vous faire payer en chèque emploi service universel, que les parents retirent auprès de leur banque. Ils le remplissent du montant convenu entre vous, et il ne vous reste plus qu'à le déposer dans votre banque comme un chèque bancaire. Si vous ne déclarez pas ces revenus, les parents ne bénéficieront d'aucune réduction d'impôt (ce qui va vous poser un problème pour trouver des élèves)… et vous serez dans l'illégalité !

> **LE TRUC EN +**
>
> Proposez des cours à votre domicile : vous gagnerez ainsi du temps et de l'argent. Certains parents n'accepteront peut-être pas, mais ça peut valoir le coup de tenter sa chance.

Le bénévolat

Si vous voulez faire du bénévolat pour des élèves en difficulté matérielle et scolaire, voici quelques idées :

– l'association « L'entraide scolaire amicale », qui existe dans plusieurs grandes villes en France. Vous pouvez aider un enfant une fois par semaine, à son domicile ou dans la bibliothèque la plus proche ;

– l'association « Trajectoires et compétences ». En région parisienne, cette association propose de l'aide aux devoirs ;

– le site : http://place-publique.fr (« le site des initiatives citoyennes »). Vous pourrez y mettre une annonce pour proposer vos services ou répondre à des demandes.

- d'autres sites bénévoles comme http://www.vivastreet.fr, http://sou-tien-scolaire-plus.net…
- les principales associations caritatives françaises (Secours popu-laire, Secours catholique, ATD-Quart monde, etc.) proposent du soutien scolaire.

COMMENT BIEN AMORCER LE TRAVAIL ?

La relation avec les parents

Soyez souriant et discret, n'oubliez pas que vous rentrez dans la sphère privée d'une famille. Lors du premier cours, celle-ci va vous préciser ses attentes selon la formule qu'elle a choisie :

- aide aux devoirs : vous toucherez ainsi un peu à toutes les matières (▶ fiche 13) ;
- préparation intensive aux examens (bac et brevet) ;
- soutien continu dans une matière (généralement une à deux heu-res par semaine) ;
- soutien intensif dans une matière (stage individuel intensif) pen-dant les petites vacances : souvent deux heures par jour pendant cinq jours.

Généralement, les parents vous parleront de la moyenne de leur enfant (« Il a 6 en maths, il doit arriver au moins à 10 »). Cet entretien va vous permettre de prévoir votre travail. Or, votre tâche ne sera pas du tout la même si vous travaillez avec votre élève sur du long terme ou à brève échéance. Si vous avez du temps, vous allez pouvoir véritable-ment construire vos cours en fonction de l'élève. Dans le cas contraire, vous allez devoir viser la rentabilité. À la fin du premier cours, pensez à rendre compte aux parents de l'heure de cours écoulée.

LE TRUC EN ＋

Entretenez-vous souvent avec les parents. Si vous ne les voyez jamais, téléphonez-leur régulièrement. Tenez-les au courant du travail effectué avec leur enfant. Faites part des progrès que vous observez, mais également de ce qui « coince » : si votre élève ne veut pas travailler, s'il n'a pas fait les devoirs que vous lui aviez donnés, etc. Essayez de faire au moins un bilan mensuel.

La relation avec l'élève et son suivi

C'est une relation individuelle que vous allez mettre en place avec votre élève, à mi-chemin entre le professionnel (vous êtes ensemble pour travailler) et l'intime (vous êtes chez lui, vous voyez toute sa famille et éventuellement ses amis). Soyez sympathique, chaleureux si le cœur vous en dit, mais restez dans votre rôle de prof, ce qui facilitera le recadrage de votre élève s'il a envie de s'amuser.

LE TRUC EN ―

Si vous êtes jeune et que vous vous faites tutoyer, le risque est grand que l'élève vous prenne pour un grand frère et ne travaille pas sérieusement. Si les parents ont choisi un vrai prof plutôt qu'un étudiant, c'est peut-être pour que vous vous comportiez comme tel... Faites-vous éventuellement appeler par votre prénom, mais pour garder vos distances, préférez qu'il vous vouvoie.

Pour tous les cours que vous donnez, mis à part l'aide aux devoirs, demandez à votre élève de se procurer un cahier qui sera consacré au travail effectué avec vous. Aidez-le à le tenir proprement, il y écrira ou collera les rappels de cours que vous lui fournirez et y fera ses exercices au propre. Ce petit dispositif matériel l'incitera à prendre son travail au sérieux. Il y notera également le travail que vous lui donnerez à faire pour les prochaines fois. Dès le début, prévenez les parents afin qu'ils puissent consulter le cahier quand ils le désirent. Les agences privées vous demanderont souvent d'utiliser, à cette fin, un « cahier pédagogique ».

Les documents pédagogiques utiles

- Pour préparer vos cours, utilisez tout d'abord le manuel de l'élève, prenez ses références pour l'acheter ou empruntez-le lui pour photocopier quelques pages que vous jugez intéressantes.
- Si vous travaillez avec une agence, elle vous proposera peut-être des documents pédagogiques à consulter sur place.
- Pensez également à fureter dans votre CRDP (Centre régional de documentation pédagogique) ou CDDP (Centre départemental de documentation pédagogique). Si vous exercez en région parisienne, vous pourrez vous rendre à la Librairie de l'éducation, dans le 6e arrondissement.
- Utilisez les annales du bac et du brevet. Vous trouverez également des sujets sur Internet.

LE TRUC EN +

Allez voir au CDI de votre établissement, qui regorge certainement de manuels de toutes les disciplines, et ne jetez pas les spécimens (manuels envoyés par les maisons d'édition en fin d'année) : ils peuvent vous servir.

Un prof, trois possibilités ! Passez par une agence et on vous trouvera facilement de nombreux élèves, trouvez des cours par vous-même pour être mieux payé ou soyez généreux et faites du bénévolat. Mais dans tous les cas, profitez-en car, pour une fois, vous ne serez pas confronté à une horde d'ados bruyants et dissipés !

Réussir ses cours particuliers
L'éloge de la différence

Une fois que vous aurez trouvé vos élèves en cours particulier, essayez de personnaliser complètement votre travail. Dans l'idéal, il faudrait que chaque cours ne soit conçu que pour un seul élève. Comme la réalisation de cet idéal est particulièrement chronophage, voici quelques idées pour individualiser vos cours de manière plaisante et efficace, sans trop perdre de temps.

CIBLER LES BESOINS PARTICULIERS DE L'ÉLÈVE

Le premier cours

Vous allez en premier lieu évaluer le niveau de votre élève, ce qui vous permettra d'ébaucher un programme de cours. Pour préparer cette évaluation, utilisez les programmes de la matière que vous enseignez. Vous les trouverez dans le *BOEN* (*Bulletin Officiel de l'Éducation nationale*), sur le site http ://education.gouv. Choisissez de tester quelques notions capitales que votre élève doit connaître selon son niveau et la période de l'année. Et dites-vous bien que pour commencer, quatre ou cinq compétences suffisent.

Pendant que l'élève fera l'évaluation, complétez votre bilan en regardant ses classeurs et cahiers ainsi que ses devoirs notés. Vous ciblerez mieux son niveau, ses difficultés et ses problèmes méthodologiques éventuels.

LE TRUC EN —

Ne faites pas de grosse évaluation la première fois, cela va décourager votre élève, surtout s'il a d'importantes difficultés.

Avant de partir, pensez à rendre compte aux parents de cette première heure. Si vous travaillez par le biais d'une agence privée, vous devrez également leur téléphoner pour faire le bilan pédagogique initial. Indiquez si vous avez rencontré des problèmes éventuels avec les parents ou l'élève, précisez le niveau de ce dernier ainsi que votre premier programme de travail.

Fixer des objectifs à l'élève

Précisez clairement le programme de travail à votre élève au début du deuxième cours.

LE TRUC EN +

Faites un tableau récapitulant les compétences que l'élève a acquises et celles qu'il ne maîtrise pas encore. Vous donnerez l'original à l'élève lors du deuxième cours et en garderez une copie. Il visualisera ainsi plus clairement ses objectifs.

Dans le cas d'une aide aux devoirs, indiquez à votre élève les matières que vous allez travailler ensemble. Si les lacunes sont nombreuses, partez du principe que vous ne pourrez pas tout faire et concentrez-vous sur une ou deux disciplines.

" *Lors de mon deuxième cours, je fais faire à mes élèves un tableau contenant toutes les matières enseignées à l'école. Ils doivent le compléter tout au long de l'année en y inscrivant leurs notes. Ils ont ainsi sous les yeux leurs propres résultats. Mon objectif est de les amener à prendre conscience de leur niveau et de les rendre acteurs de leurs notes, dont ils sont les seuls responsables. Je pourrais faire ce travail moi-même, mais ça n'aurait pas le même impact. Le tableau n'est, au début, pas très réjouissant, mais il le devient généralement par la suite et les élèves sont contents de constater leurs progrès de manière chiffrée. Lors de moments importants de l'année, on ressort le tableau. On calcule alors les moyennes (les élèves de collège ne savent pas tous le faire) et on voit quelle moyenne ils peuvent espérer à terme, s'ils ont telle note à tel contrôle. Cela les aide à se motiver, à se fixer un objectif très précis pour mieux réviser. »*

Jean-Max, enseignant en aide aux devoirs.

EXPLOITER LE TRAVAIL EN DUO

Faire parler l'élève

Vous remplacez un peu les parents de votre élève, surtout si c'est vous qui l'accueillez le soir quand il rentre de l'école. C'est peut-être à vous qu'il pourra se confier. Demandez-lui comment s'est passée sa journée, ce qu'il a fait, s'il a eu des notes. Félicitez-le. Réprimandez-le au besoin. Cette conversation peut devenir une activité à part entière si vous enseignez une langue vivante. Vous commencerez vos cours par ce petit bilan de la journée ce qui permettra à l'élève de pratiquer un peu d'oral, ce qu'il a certainement insuffisamment l'occasion de faire en classe.

LE TRUC EN —

Ne pas garder suffisamment de distance entre vous et ce que l'élève vous dit… Vous n'êtes pas son meilleur ami !

Jouer à l'inspecteur des travaux finis

Profitez du fait que vous n'avez qu'un seul élève à bichonner pour contrôler ses classeurs, s'il est au collège. Le cas échéant, apprenez-lui à les organiser, à bien utiliser des intercalaires, avec des titres visibles, ainsi qu'à utiliser des pochettes transparentes pour placer des documents distribués en classe.

Contrôlez également les cours de votre élève. Vérifiez qu'il y ait bien des choses dans les classeurs et cahiers, notamment chez les plus grands qui sont beaucoup moins contrôlés par leurs professeurs de lycée.

Vérifiez aussi, de temps en temps l'orthographe, les titres, les mots difficiles et spécialisés, les mots étrangers, les listes de vocabulaire, les terminaisons des conjugaisons, bref : tout ce qui risque de faire faire des erreurs à l'élève quand il apprendra ses leçons.

Profitez de ce travail de surveillance pour revoir avec l'élève les cours qu'il n'a pas compris. La plupart du temps, vous reviendrez sur ce qui a été fait en classe et l'approfondirez.

Travailler en même temps que l'élève

Montrez à votre élève qu'il n'est pas seul à travailler. Quand il écrit, écrivez. Faites l'exercice que vous proposez en même temps que lui. Si vous aidez un élève à préparer un oral, jouez le rôle de l'examinateur puis inversez les rôles. C'est très formateur pour l'élève qui va devoir réfléchir pour vous questionner.

EN PRATIQUE

LE SAC À... (LATIN, ANGLAIS, ALLEMAND, ESPAGNOL, SYNONYMES OU DATES, ETC.)

- L'élève doit se procurer un sac en tissu suffisamment grand pour pouvoir y mettre la main et mélanger ce qu'il y a à l'intérieur.
- Sur des feuilles bristol, il doit confectionner de petites étiquettes.
- Au recto de chacune, il écrit un mot de vocabulaire en langue étrangère, un mot en français, un événement historique... selon la matière concernée.
- Au verso, il note la traduction du mot étranger, un synonyme français, une date...
- Chaque étiquette est rangée dans le sac.
- Interrogez-vous ensuite, chacun à votre tour, en tirant une vignette dans le sac.

PERSONNALISER SES COURS

Il s'agit pour vous de préparer des cours particuliers en fonction de ce que vous êtes, mais surtout en fonction de l'identité de votre élève.

Créer des rituels

Vos habitudes se créeront en fonction de chacun de vos élèves. Par exemple :

- commencez systématiquement votre heure par la principale question à laquelle votre élève n'a pas su répondre la dernière fois. N'en reparlez plus et reposez cette même question à la fin du cours. La fois suivante, à coup sûr, il saura répondre ;
- en grammaire française ou étrangère, utilisez toujours les mêmes exemples-types que votre élève aura inventés, en mettant en scène des personnages fictifs ou non (exemple-type sur la voix passive : tous les week-ends, William regarde des westerns spaghettis/tous les week-ends, des westerns spaghettis sont regardés par William) ;
- faites systématiquement des exercices à l'oral avant de passer à l'écrit. Cela évitera à l'élève une situation d'échec noir sur blanc.

Utiliser les goûts et la vie de l'élève

Pour préparer vos cours, préférez les sujets en lien avec les centres d'intérêt des élèves. Pour les connaître, regardez la décoration de leur chambre ou posez-leur des questions au détour d'un exercice. Par exemple, si votre élève est passionné d'équitation, axez vos exercices là-dessus : passez en revue le vocabulaire du cheval en langue ; en maths, créez des problèmes sur le sujet ; en français, créez des exemples types sur l'animal. Si cela vous lasse, dites-vous que vous changerez de sujet la semaine suivante. Pensez que votre élève sera touché de votre intérêt et cela favorisera ses efforts.

> De temps en temps, je propose à certains de mes élèves de collège, avec l'accord de leurs parents, des sorties en ville. On se promène et

j'en profite pour travailler concrètement sur le vocabulaire urbain (les magasins, les véhicules, les habitations) et aussi sur les directions. Au retour, je fais un compte rendu écrit qui réutilise les nouveaux termes appris. L'élève doit apprendre le vocabulaire. La sortie sur le terrain l'aide à mémoriser. »

Sarah, professeur d'anglais en cours particuliers.

Utiliser le fonctionnement naturel de l'élève

Demandez à votre élève si, pour apprendre, il a besoin d'entendre ou de voir, s'il préfère passer par l'image ou le texte. S'il l'ignore, interrogez-le sur ses loisirs.

- Musicien, sa mémoire est peut-être plutôt auditive. Faites-lui alors lire plusieurs fois à voix haute tout ce qu'il doit apprendre. Avec les plus jeunes, osez le travail un peu bruyant mais plaisant et efficace. Par exemple, en anglais : on se frappe les cuisses en rythme tout en prononçant la phrase : « J'u-ti-lise-le-pré-sent-simple-pour-par-ler-de-mes-ha-bi-tudes. »
- Bon lecteur, il passera plus volontiers par le texte. Faites-lui faire des narrations en mathématiques. Il s'agit de rédiger l'explication détaillée de sa démarche.
- Amateur de dessin, il sera sans doute plus sensible à l'image. Utilisez alors avec lui « l'araignée », variante simplifiée du topogramme, qui fonctionne pour n'importe quelle activité : de l'apprentissage d'une leçon à un travail au brouillon pour trouver des idées afin de bâtir un plan de dissertation.

EN PRATIQUE

LE TOPOGRAMME DE TONY BUZAN

- Au centre d'une feuille, placez l'idée générale que vous encadrez ou entourez.
- Faites partir de ce centre autant de branches que vous avez d'idées secondaires, utilisez des couleurs différentes pour chacune et inscrivez un mot qui résume l'idée sur chaque branche.

.../...

© Groupe Eyrolles

.../...

- Faites partir autant de flèches que nécessaire des premières flèches dessinées.
- Explicitez et développez l'idée de chaque branche par un dessin ou un symbole.

Des symboles et dessins pourront être ajoutés quand le topogramme sert à apprendre une leçon, afin de favoriser la mémoire visuelle.

EXEMPLE

Préparation d'un plan en vue d'un travail d'écriture sur l'argumentation en français ou en langue étrangère (niveau quatrième, troisième ou seconde).

Sujet : Peut-on agir pour protéger l'environnement ?

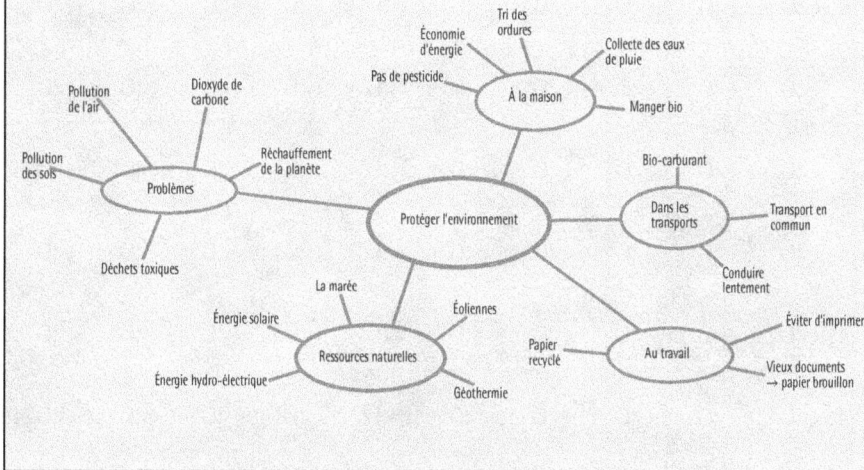

D'entrée de jeu, ciblez soigneusement le travail et les objectifs que l'élève doit atteindre grâce aux cours particuliers. C'est ainsi que vous pourrez profiter de ce tête-à-tête pour faire progresser l'adolescent par des méthodes qui lui seront spécialement adaptées.

Enseigner en stage collectif
La Pupil'Academy

Si vous ne souhaitez pas vous retrouver dans un face-à-face avec l'élève, mais préférez rester dans une structure plus proche de la classe, vous opterez pour les cours de soutien collectif. Ces groupes d'aides sont sollicités par des élèves qui préfèrent progresser à l'intérieur d'un groupe, favorisant la participation de chacun, l'entraide et l'émulation.

LE RECRUTEMENT DES ÉLÈVES ET DES PROFS

Les agences proposant ce type de stage

Pendant les petites et grandes vacances, un grand nombre d'agences proposent, dans leurs locaux, des stages intensifs. Ils se déroulent en petits groupes ne dépassant pas dix élèves. Leur durée va de deux jours à deux semaines. La plupart d'entre eux fonctionnent sur une semaine de cinq jours et proposent de deux à huit heures de cours quotidiennes. Le coût des stages pour les parents est de 20 à 35 euros de l'heure.

Voici des exemples d'agences proposant des stages collectifs dans plusieurs villes de France : Acadomia, Complétude, Cours Legendre, Examplus.

Candidature et conditions d'exercice

Vous devez être un professeur en exercice, la plupart du temps certifié ou agrégé. Certaines agences se « contentent » de recruter à bac + 4 minimum en demandant une copie du casier judiciaire. Si vous êtes de la partie, vous devrez fournir une lettre de motivation et un CV ; vous serez très vite convoqué pour un entretien d'embauche d'environ une heure. Les agences vous renseigneront sur votre rémunération à ce moment-là.

LE TRUC EN +

Les cours que vous devrez faire doivent être au maximum personnalisés. Par exemple, lors d'un travail de méthodologie sur le commentaire de documents en géographie au bac, après un récapitulatif de techniques à mettre en place, vous demanderez à l'élève qui ne sait pas organiser ses idées de faire un plan sur un sujet donné ; à celui qui ne sait pas faire une introduction d'en rédiger une en fonction d'un plan déjà défini, etc. Ainsi, aucun élève ne perd son temps et chacun travaille sur ce qui lui pose un problème. Lors des corrections, chaque élève profite des conseils et des expériences des autres.

En fin de session, vous proposerez une évaluation-bilan dont les résultats seront remis aux familles.

Quels élèves sont concernés ?

Cette aide en groupe s'adresse surtout aux élèves qui ont des difficultés ponctuelles, ceux qui ont du mal à se mettre au travail ou qui ont besoin de réviser pour un examen. À chaque séance, vous devrez faire un rappel détaillé de cours, puis vous distribuerez des exercices variés. Lors de la correction, vous travaillerez surtout sur la méthode pour aboutir au bon résultat. Enfin, le cours se termine par un bilan ou une évaluation.

En début de stage, les élèves passent généralement une évaluation qui permet de voir leur niveau et de cibler leur besoin individuel. L'élève s'auto-évalue chez lui, avec l'aide de ses parents et, éventuellement, celle du professeur au collège ou lycée.

EN PRATIQUE

EXEMPLE DE FICHE D'AUTO-ÉVALUATION[1]

– Ton niveau :
  Quel est ton niveau dans la matière? Ta moyenne?
– Tes méthodes de travail :
  Quand apprends-tu tes cours? Quelles sont tes techniques pour apprendre? Comment organises-tu ton travail en général? Comment t'y prends-tu pour faire des exercices ou des devoirs à la maison?
– Ton travail dans la matière :
  Qu'est-ce que tu réussis bien? Qu'est-ce que tu ne parviens pas à faire?
– Travail effectué en classe depuis le début de l'année :
  Quels sont les notions ou chapitres que tu as étudiés? Quels sont ceux que tu souhaiterais retravailler?
– Tes objectifs :
  Qu'attends-tu précisément de ce stage? Qu'est-ce que tu veux améliorer?

Cette évaluation permet au professeur d'organiser la progression de ses cours en ciblant en premier lieu les problèmes récurrents dans son groupe, formé, dans la mesure du possible, de manière homogène.

LE TRUC EN —

Les groupes sont malheureusement souvent organisés en fonction du nombre d'élèves inscrits, et non du niveau de chacun…

---

1. À partir d'une fiche de l'agence Complétude, téléchargeable sur *http://www.completude.com).*

LES DIFFÉRENTS STAGES PROPOSÉS

Le soutien intensif par matière

Deux modalités :

- stages de pré-rentrée : ils ont lieu juste avant la rentrée de septembre et ont pour but de réactiver les notions travaillées l'année précédente ;
- stages de petites vacances : généralement sur cinq jours, ils permettent de résoudre des difficultés sur des parties du programme déjà vues en classe, non acquises par les élèves. Les progressions annuelles étant généralement très proches d'un professeur à l'autre, les élèves ont souvent vu les mêmes parties du programme à peu près au même moment.

La préparation aux examens

Ces stages ont lieu pendant les petites vacances, ou durant les mois de mai et juin, les samedis (un à trois samedis de suite selon le programme choisi). Ils concernent la préparation du brevet, ainsi que la préparation à tous les baccalauréats généraux et techniques. Les élèves choisissent les matières qu'ils veulent réviser pour l'examen, selon leur section et leur spécialité. Vous devez préparer vos interventions en fonction des quatre axes que comporte une même session :

- révisions sur des points difficiles du programme ;
- examens blancs : ils permettent de répondre à la demande des parents et élèves, puisque les établissements scolaires n'en organisent généralement qu'un à deux par an ;

LE TRUC EN +

Dans certaines agences, vous faites passer aux élèves de première des oraux blancs pour préparer l'épreuve anticipée de français. Vous les entraînez d'abord en groupe.

- corrections collectives à partir des travaux rendus (évalués par une note, faisant le bilan des réussites et des échecs et, bien sûr, accompagnés de conseils précis) ;

- synthèses des notions à connaître absolument : généralement, les élèves révisent mal car ils ne savent pas précisément ce qu'il faut revoir. Pour être plus performant, construisez donc vos propres fiches de synthèse dans la matière que vous enseignez.

EN PRATIQUE

EXTRAIT D'UNE FICHE DE SYNTHÈSE EN HISTOIRE, BAC ES, ADAPTABLE DANS TOUTES LES MATIÈRES, AU NIVEAU BREVET COMME AU NIVEAU BAC

L'élève aura terminé ses révisions quand il pourra répondre « oui » à chacune des questions.
– Je connais les grandes phases de la Seconde Guerre mondiale ?
– Je connais l'évolution de la situation militaire lors de la Seconde Guerre mondiale ?
– Je connais les différentes formes d'occupation en Europe ?
– Je connais le rôle des résistances en Europe ?
– Je sais ce que sont les camps de concentration et d'extermination ?
– Je sais ce qu'est la « drôle de guerre » en France ?
[...]

Les stages méthodologiques d'entrée en sixième

Ils reprennent, en partie, ce qui est déjà fait en cours dans les établissements (▶ fiche 8), mais en s'attardant particulièrement sur ce que les professeurs de collège n'ont pas le temps de faire. Il s'agit d'apprendre aux jeunes collégiens à :

- se repérer au collège, en identifiant les différents personnels, leur rôle ainsi que les différents lieux ;

- utiliser correctement leur cahier de texte ou leur agenda ;

- préparer correctement leur cartable, etc.

Les stages de méthodologie au lycée

En plus du travail sur la prise de notes, et la révision par fiches (▶ fiche 8), vous pourrez aussi enseigner aux élèves :

– comment apprendre à faire travailler sa mémoire ?

LE TRUC EN +

Demandez aux élèves de se munir d'un répertoire par discipline et d'y classer chaque terme nouveau à retenir avec sa définition.

– Comment gérer son temps pendant un contrôle ou un examen ?
– Comment limiter son stress pour l'examen ?

LE TRUC EN —

Les élèves qui, la veille de la première épreuve, passent leur temps à réviser. Incitez-les plutôt à décompresser en se divertissant. S'ils ont vraiment besoin de se rassurer, qu'ils se contentent de revoir quelques points essentiels.

Le soutien aux élèves en stage collectif vous permet de rester dans le cadre scolaire auquel vous êtes formé et habitué ; vous pouvez y refaire ce que vous effectuez déjà avec vos classes. Mais le véritable avantage pour les élèves inscrits en soutien collectif est qu'ils peuvent progresser dans l'individualisation et qu'ils ont l'occasion de travailler avec vous ce qui est souvent laissé de côté dans les établissements, faute de temps.

Partir en vacances studieuses

Les jolies colonies de... travail

Si vous avez envie de mettre à profit vos vacances scolaires pour aider des élèves tout en partant en vacances et en gagnant de l'argent, alors transformez-vous en prof de « colonie éducative ». Qui sait ? Ce sera peut-être pour vous l'occasion d'expérimenter de nouvelles techniques pour transmettre le savoir, et d'instituer un nouveau rapport prof/élève. Attention ! Ce dispositif est privé et le coût pour les familles est élevé !

LE PRINCIPE DES STAGES ÉDUCATIFS EN VACANCES

Moitié cours/moitié colo

Des jeunes du CP à la terminale (voire ceux de classe préparatoire) partent en centre de vacances pour des séjours d'une à trois semaines en pension complète.

- Le matin, ils ont trois à quatre heures de cours par petits groupes de deux à dix élèves (il faut compter un prof pour dix élèves en été, mais des effectifs d'élèves plus réduits pendant les petites vacances).
- L'après-midi est réservé à des activités ludiques, artistiques, sportives ou même à des excursions.
- Vers 18 heures, il y a généralement une étude obligatoire consacrée à des devoirs ou de la méthodologie.
- Des animations récréatives sont prévues le soir, comme en colonie. Le dimanche est généralement jour de relâche !

Tout ce beau monde est chapeauté par :

- un directeur de centre qui est responsable de la structure et gère tous les personnels ;

– un directeur d'animation et un directeur pédagogique qui sont responsables respectivement des équipes d'animateurs et d'enseignants.

LE TRUC EN +

L'absence d'étanchéité entre les équipes. Les profs participent souvent aux activités de l'après-midi et de la vie quotidienne. De nouveaux rapports prof/élève peuvent ainsi s'instaurer. Il est souhaitable que tous les personnels se réunissent le soir pour faire le bilan des élèves sur le plan scolaire, sur leur participation aux activités ainsi que dans la vie quotidienne. C'est à cette occasion que les projets pédagogiques pourront être réévalués en fonction de la personnalité et des niveaux des groupes.

Objectifs et enjeux pédagogiques

Ces colos éducatives partent du principe que les élèves travaillent mieux dans un cadre plus souple et une ambiance agréable. De plus, elles essaient d'associer au développement de l'esprit le développement corporel, respectant le vieil adage d'«un esprit sain dans un corps sain ».

Le profil des élèves qui y viennent est assez varié : de l'élève en total décrochage et en rupture avec le système, jusqu'à l'excellent élève qui veut s'assurer une entrée dans une grande école.

Pour chacun, les objectifs ne sont donc pas les mêmes d'un point de vue scolaire. En revanche, tous doivent repartir avec une motivation naissante ou accrue, et surtout, le rétablissement d'une bonne confiance en soi qui leur fait souvent défaut. À l'issue du séjour, ils doivent croire un peu plus en leur capacité à réussir, dans le centre et, in fine, à l'école. Les résultats scolaires, sans être miraculeux, sont souvent en progrès après le passage en centre, surtout après un séjour de trois semaines, les élèves bénéficiant d'un regain de motivation.

Le profil des profs

Toutes les agences vous demanderont d'avoir obligatoirement une licence, des compétences extrêmement solides dans la matière que vous enseignez, de l'expérience en matière de formation, ainsi qu'une

© Groupe Eyrolles

connaissance précise des programmes. Certaines exigent que vous soyez un prof en activité dans un établissement, si possible certifié ou agrégé. D'autres ne refuseront pas un étudiant donnant des cours particuliers mais apprécieront également des profils d'enseignants atypiques : profs polyglottes, profs animateurs, profs comédiens, profs ingénieurs…

LE TRUC EN +

Soyez motivé et montrez-le, car enseigner dans un centre ne consiste pas uniquement à être devant les élèves. Il vous faudra également échanger, partager et vivre avec jeunes et adultes. Plus que de beaux diplômes, une ouverture d'esprit est nécessaire.

Côté rémunération : vous gagnerez environ 300 euros par semaine pour une vingtaine d'heures d'enseignement. Vous serez logé, nourri et blanchi, et bénéficierez la plupart du temps des activités proposées aux élèves.

LES DIFFÉRENTES POSSIBILITÉS DE SÉJOUR

Les agences

Quelques agences seulement font des séjours éducatifs leur activité principale :
- Révisions vacances : 14 rue Saint-Paul, 75004 Paris, 01 40 29 46 30 – revisionsvacances.com ;
- Vacances éducatives : 3 rue de l'Arrivée, 75015 Paris, 01 43 22 85 41 – vacances-educatives.com ;
- Osel : 41 rue Barrault, 75013 Paris, 01 45 89 02 60 – sejour.osel.fr.

Depuis peu, Complétude, le Cours Legendre et Domicours proposent également de telles prestations…

Les formules

Les différentes structures possèdent ou louent des centres d'accueil en France (Bretagne, Charente-Maritime, Savoie, Héraut, Lozère…).

Les élèves choisissent une à trois matières à travailler chaque jour, ainsi que des activités pour l'après-midi (parfois en supplément). On trouve aussi des prépas bac et brevet, sur une semaine, lors des petites vacances de printemps.

Les coûts pour les familles sont les suivants selon les différents prestataires :

- pour une semaine : de 590 euros à 890 euros ;
- pour deux semaines : de 665 euros à 1 480 euros ;
- pour trois semaines : de 985 euros à 1 055 euros ;

Il existe aussi des séjours à l'étranger où les élèves sont invités à s'imprégner de la langue et la civilisation du pays (chez Vacances éducatives et dans une moindre mesure le cours Legendre). À titre d'exemple, voici les différentes prestations de l'été 2008 :

- pour une semaine : 1 260 euros dans un collège anglais ;
- pour deux semaines : environ 985 euros en Angleterre ou Espagne ;
- pour trois semaines : 1 290 euros en Irlande et 1 690 aux États-Unis.

LE TRUC EN —

Le voyage en France ou à l'étranger n'est pas compris dans ces prix et il faut parfois payer des activités optionnelles !

VOTRE RÔLE DURANT LE SÉJOUR

Le suivi de l'élève

Au moment de l'inscription, les familles remplissent un dossier personnel sur leur enfant, ainsi qu'un dossier pédagogique (éventuellement à l'aide des professeurs de l'élève). Les parents précisent également le choix de matières à réviser et doivent parfois fournir une copie des bulletins de leur enfant. Ceci permet de dresser un premier profil de l'élève et de l'inscrire dans les différents groupes de travail en fonction de son niveau et des matières choisies.

Une fois sur place, tous les élèves passent généralement des tests dans chaque enseignement ou un test regroupant toutes les matières. Cela aide à faire des ajustements de groupes et à préciser le programme de travail en insistant sur les points problématiques les plus récurrents. Pendant les séjours longs, les élèves sont également évalués régulièrement.

> **LE TRUC EN ✛**
>
> Ne notez pas les interros de manière chiffrée, on n'est pas à l'école. Proposez plutôt une lettre, à l'anglo-saxonne ! En règle générale, des consignes sur ce sujet vous sont données par l'agence.

Certaines agences proposent un bilan final sous forme de bulletin. La progression scolaire de l'élève y est évaluée, mais également sa participation en cours, son comportement, et son implication dans la vie collective. Des « conseils de classe » peuvent être mis en place en fin de séjour.

Les joies du travail scolaire

La pédagogie développée dans ces centres n'est résolument pas la même que dans les établissements. Axée sur le ludo-éducatif, elle tente de montrer aux élèves que le travail scolaire n'est pas que « barbant », ennuyeux et triste.

Des notions très sérieuses passeront peut-être mieux auprès des élèves si on présente le travail dans la bonne humeur, voire l'humour.

L'apprentissage par la pratique

Autant que possible, les enseignements traditionnels utilisent l'expérience concrète. Ainsi, en science et vie de la terre, le volcanisme pourra être expliqué par la construction d'une maquette de volcan, en « état de marche ». Puis, les plus grands affineront leur technique d'explication et de présentation orale pour faire comprendre aux plus jeunes le fonctionnement du volcan.

Pour favoriser le travail concret, il n'est pas rare que les activités de l'après-midi soient en lien avec le travail du matin. Par exemple, une chasse au trésor peut permettre de mettre en pratique des compétences mathématiques (le premier indice se trouve caché à x pas du grand chêne, et $9x + 7 = 70$) ou des compétences de français (Monsieur Dupont vous livrera le deuxième indice si vous lui donnez la conjugaison complète du verbe « chasser » à tous les temps composés de l'indicatif).

> *Chez nous, chaque élève a un module de méthodologie tous les soirs. La leçon qu'on enseigne est en fait à déduire d'une petite expérience de vie. Par exemple, pour montrer la nécessité de l'entraînement et d'une méthode précise et maîtrisée dans les matières scolaires, on fait un atelier cuisine. On n'explique pas d'emblée l'objectif aux élèves. On leur donne une recette qu'ils doivent réaliser en environ une heure. À la fin, les résultats gastronomiques sont bien sûr inégaux, ce que les jeunes ne manquent pas de constater. On les interroge sur les causes probables des échecs culinaires : non-respect de la recette (= non-respect de la règle, du théorème...), cuisson trop forte ou trop longue (= méthode mal utilisée), etc. Et puis ils constatent que ceux qui ont un peu l'habitude de cuisiner s'en sortent mieux (d'où l'importance de l'entraînement). Dès lors, ils comprennent qu'on ne s'improvise pas cuisinier, comme on ne s'improvise pas pro des fonctions affines ou du commentaire littéraire. Les élèves sont donc invités à faire un « transfert » des fourneaux à la salle de classe. »*

Belkacem Belarbi, directeur de Révisions Vacances.

Le développement personnel de l'élève

Les activités artistiques, culturelles et sportives sont par ailleurs autant d'occasions de développer des compétences trop souvent oubliées à l'école : l'expression de soi à travers l'écriture, l'image, ou le théâtre, l'élocution, la confiance en soi, la connaissance de soi, de son corps, de ses limites ou de ses capacités.

Pour s'ouvrir à de nouvelles pédagogies, gagner un peu d'argent et surtout voir les élèves d'un autre œil pendant ses vacances, la colo éducative est une solution alléchante. Nombre de profs, séduits par l'expérience, y reviennent d'ailleurs chaque année, tant la notion de plaisir y semble associée à celle du travail, pour les jeunes comme pour les adultes. Êtes-vous tenté par l'aventure ?

Proposer une aide scolaire à distance

Loin des yeux...

*Vous voyez, pendant votre service au sein de votre établisse-
ment, suffisamment d'élèves endormis, riant niaisement ou carrément démotivés ? Comment aider des élèves en difficulté sans
pour autant les avoir face à soi ? En donnant gratuitement ou
contre rémunération des cours à distance, par correspondance
ou sur Internet. Et vous allez voir que de nombreux organismes
proposent, par papier ou écran interposé, des aides spécialisées
ou du soutien scolaire.*

LES AIDES PAYANTES PAR CORRESPONDANCE ET SUR LE WEB

Les différents dispositifs

L'ensemble des agences par correspondance ont pour activité principale la formation traditionnelle des élèves, (du CP aux différentes
filières de terminale), ou les formations spécialisées pour les élèves en
difficulté (SEGPA...). Dans ces deux cas, il s'agit d'une alternative à la
scolarisation en établissement. Certaines agences proposent en plus
des aides spécialisées et/ou du soutien scolaire. Au sein de la liste qui
suit, le CNED est le seul établissement public. Les autres organismes,
privés, sont cependant soumis au contrôle pédagogique de l'État. Le
coût pour les familles est extrêmement variable selon les organismes
et les formes d'aides choisies.

Organismes d'aide scolaire par correspondance

	Cursus « traditionnel » à distance	Cursus « spécialisé »	Soutien (continu ou pendant l'été)
CNED (Centre national d'enseignement à distance)	Oui	Oui	Oui
Cours Legendre	Oui	Oui	Oui
Cours académiques	Oui	Non	Oui
EPC éducation (École par Correspondance)	Oui	Oui	Oui
Cours Hattemer	Oui	Non	Cours d'été uniquement

Certains sites Web proposent quant à eux, exclusivement du soutien et des aides ponctuelles. Tous sont – au moins en partie – payants. Les tarifs y sont fort variés et ne sont pas forcément en rapport avec la qualité des enseignements. Les sites payants proposent souvent un abonnement mensuel selon différentes formules (avec ou sans tutorat). Pour les familles, il faut compter au moins 10 euros par mois.

Quelques exemples :

– http://www.maxicours.com ;

– http://espacerpa.com ;

– http://paraschool.com...

LE TRUC EN +

Trouvez une liste régulièrement mise à jour des sites existants, avec un commentaire sur : http://thot.cursus.edu/rubrique.asp?no=12253.

Les cursus spécialisés (par correspondance)

Le CNED, le Cours Legendre et EPC Éducation proposent des cursus adaptés, comme il en existe parfois dans certains collèges et lycées, pour venir en aide aux élèves qui ont des problèmes scolaires durables ou ponctuels.

Voici les enseignements adaptés aux élèves en difficulté, proposés par le CNED, uniquement pour le niveau collège, à la place d'une scolarité en présentiel :

- des classes à pédagogie individualisée pour les élèves avec des difficultés scolaires. Les devoirs sont adaptés et le suivi est plus personnalisé. Le rythme de travail peut également être aménagé ;

- des classes adaptées pour les élèves malades. Les devoirs doivent limiter les travaux d'écriture et de manipulation. Il est possible de bénéficier des services d'un répétiteur rétribué par le CNED ;

- des classes de SEGPA pour les élèves ayant été affectés dans ce cursus par l'inspecteur d'académie : les enseignements y sont les mêmes que dans les établissements scolaires (▶ fiche 16), la formation professionnelle en moins ;

- d'une classe de sixième de mise à niveau : pour les élèves admis en sixième sans avoir le niveau requis. Il existe trois niveaux : apprentissage de la lecture, CE1-CE2, CM1-CM2 ;

- d'une classe de quatrième AES (aide et soutien) : les élèves ont au moins quatorze ans et ont de très grosses difficultés à suivre un programme normal. Les enseignements sont le français, les maths et une langue vivante.

Le CNED propose également une aide au français pour les élèves non francophones : il s'agit d'une aide « rapide » qui ne concerne que le français et qui doit permettre, au bout de quatre mois, l'inscription dans un cursus normal.

LE TRUC EN —

Il est difficile d'offrir un véritable suivi individualisé par correspondance à des élèves en grande difficulté. Il est nécessaire que ces élèves bénéficient par ailleurs de l'aide d'un adulte.

EPC Éducation et le cours Legendre proposent une section pour enfants précoces. En suivant ce cours par correspondance, ils bénéficient de l'aide d'un professeur principal qui leur prodigue conseils et encouragements pour leur permettre d'avancer à leur propre rythme. En effet, ils peuvent très bien valider le programme de deux classes en une année civile.

Le soutien scolaire

Que ce soit par correspondance ou sur Internet, les dispositifs de soutien scolaire sont similaires. L'élève choisit une ou plusieurs matières du programme de sa classe (le choix est large) et peut accéder aux services suivants :

- des cours clairement structurés avec les rappels des points les plus importants du programme, ainsi que des conseils de méthodologie. Internet utilise en plus des animations interactives avec des schémas ou des illustrations. Il est parfois possible de manipuler les documents et/ou d'avoir une explication orale (exemple : manipulation des atomes d'une molécule d'oxygène en physique chimie, par le biais de la souris) ;

- des exercices avec leurs corrections pour s'entraîner. L'élève peut ensuite vérifier son travail en toute autonomie, ou avec l'aide de ses parents. Avec l'aide virtuelle, les exercices se présentent sous la forme de QCM, d'exercices à compléter. Quand la réponse de l'élève est fausse, un rappel de cours est généralement fourni. À noter qu'il existe des corrigés et un suivi personnalisé sur certains sites. Les erreurs sont expliquées et un parcours de révision est proposé pour progresser ;

- des devoirs à renvoyer (par courrier) en vue d'une correction personnalisée par un professeur ou des évaluations (sur Internet), que les élèves ont parfois la possibilité d'enregistrer. Ils peuvent ainsi savoir où ils en sont, quels sont les points qu'ils n'ont pas encore revus, ce qui est acquis et ce qui ne l'est pas ;

- des corrigés types.

Par correspondance, les élèves peuvent choisir un soutien continu pendant l'année ou une aide plus ponctuelle pour préparer la rentrée des classes, avec des cours d'été pour revoir les notions acquises pendant l'année.

Au CNED, pour le niveau lycée, le soutien tout au long de l'année existe uniquement en ligne. Les matières disponibles sont les maths, la physique-chimie et le français avec la possibilité d'un tutorat individualisé. Au niveau troisième, il existe également un soutien sur le Web

(Atoutcned). Ces deux dispositifs nécessitent un abonnement payant des élèves.

ÊTRE PROF À DISTANCE OCCASIONNELLEMENT

Votre travail

Vous pourrez effectuer trois types d'activités :

- corriger des copies : dans les locaux des organismes par correspondance ou chez vous (pour le CNED et pour les sites d'aide sur Internet) ;
- assurer une assistance pédagogique (téléphonique, par mail ou sur un forum) pour répondre aux questions des élèves : souvent le mercredi après-midi, quand vous n'êtes pas dans votre établissement. Ce tutorat est parfois optionnel et peut entraîner un surcoût pour les élèves ;
- préparer et réactualiser des cours.

> **LE TRUC EN ⎯**
>
> Vous ne suivrez les jeunes que de loin et risquez d'être un peu frustré si vous tenez à la relation entre le professeur et son élève. Les professeurs qui travaillent à distance en complément de leur emploi principal le font généralement pour compléter leur rémunération. L'intérêt pédagogique est minime comparé à ce qui se passe lors d'un contact direct.

Le recrutement et le mode de rémunération

Pour faire des vacations au CNED (en plus de votre affectation en établissement), vous devez postuler en envoyant une lettre de motivation et un CV. Vous ferez de la correction et serez payé à la copie. Vous pourrez aussi rédiger des cours.

Dans les agences privées (que ce soit par correspondance ou sur le Web), on embauche également des profs en exercice ou ayant une expérience en établissement. Vous serez rémunéré en fonction des tâches effectuées : correction de copies, assistance téléphonique et sur Internet.

Maxicours.com travaille avec quatre cents enseignants, tous certifiés ou agrégés. Les professeurs sont amenés à rédiger ou réactualiser des fiches de cours pour lesquels ils sont rémunérés en tant qu'auteur ou co-auteur. Ces cours présentent généralement une structure classique. L'originalité vient du support différent qu'on y introduit (document vidéo ou sonore par exemple, très utile pour les cours de langue).
Les réactualisations se font en fonction des changements de programmes. Par exemple, les programmes de SVT et sciences physiques de quatrième vont changer, on est donc en train d'adapter ou de créer de nouveaux cours. Nous sommes également attentifs aux différentes demandes. C'est ainsi que nous avons réalisé un dictionnaire sonore en langues vivantes dont le contenu a été créé par des professeurs. »

David Pioch, professeur d'histoire-géographie
et responsable des relations institutionnelles chez maxicours.com.

L'ENTRAIDE SCOLAIRE SUR INTERNET

Quelques sites

Les sites qui reposent sur la solidarité et donc le bénévolat, ne sont pas si nombreux. En voici quelques-uns : http://www.cyberpapy.com, http://www.intellego.fr, http://lewebpédagogique.com, http://www.momes.net.

Ces sites sont gratuits et reposent sur l'entraide entre profs, parents et élèves. C'est généralement le système du forum ou du blog qui est retenu. Un élève pose une question et quelqu'un lui répond (un adulte ou un autre élève). Il reçoit des explications, des pistes de travail, des conseils pratiques ou méthodologiques. Vous pouvez aussi, parfois, envoyer vos cours et documents pédagogiques. C'est vous qui corrigerez individuellement vos propres exercices effectués par les élèves ; on vous les enverra par mail. Vous ne serez pas payé.

Momes.net propose une base de ressources téléchargeables gratuitement contenant des travaux de profs et d'élèves.

Comment proposer soi-même une aide en ligne ?

Vous pouvez à votre tour créer votre propre blog, ou votre site. Cela vous permettra d'y gérer vous-même les contenus (dialogues avec professeurs, élèves, parents, publication de cours, vidéos pédagogiques, fichiers, images).

Les hébergeurs de blogs sont légion! À noter que *http://lewebpédagogique.com* héberge gratuitement votre blog et vous guide pas à pas pour le créer et le gérer.

L'aide scolaire à distance peut être lucrative si vous êtes embauché par des organismes payants. Mais vous pouvez également avoir envie de faire profiter le plus grand nombre de vos compétences d'enseignant, et cela de manière bénévole. Dans les deux cas, faites-le sans complexe, tant que vous continuez à faire de votre mieux dans votre mission de prof.

Faire du coaching scolaire

Allez les p'tits gars !

Si vous avez envie d'aider les élèves autrement, en étant plus un guide qu'un enseignant, vous pouvez essayer le coaching scolaire. Il s'agit là d'un métier à part entière et qui ne s'improvise pas. Voyons donc quelles sont ses méthodes et comment devenir coach scolaire.

LES MÉTHODES EMPLOYÉES PAR LE COACHING SCOLAIRE

Les principes du coaching scolaire

Le coaching scolaire invite l'élève à se poser des questions. Le coach est une sorte de guide pour l'élève, et il n'a pas pour vocation de dispenser un savoir. C'est lui qui conduit sa réflexion et son questionnement. Il permet à l'élève de mieux appréhender son fonctionnement, ses aptitudes, sa connaissance de lui-même ; il peut l'aider à trouver des solutions concrètes et qui lui correspondent.

> **LE TRUC EN —**
> Donner des conseils types qui ne sont pas forcément adaptés au fonctionnement individuel de l'élève. C'est contraire au principe même du coaching.

Les coachs scolaires ne travaillent pas à l'aveuglette et définissent tout d'abord, avec leur élève, un objectif réalisable et accessible. Par exemple, un élève qui n'a pas travaillé pendant son année de terminale ne peut pas espérer avoir son baccalauréat en deux mois grâce au coaching ! Le coach pourra plutôt l'inviter à trouver les raisons pour lesquelles il n'a pas travaillé, puis trouvera des solutions avec lui pour remédier à la situation, quitte à refaire une année sur de nouvelles bases.

Les méthodes d'analyse

En début de programme, les coachs utilisent différents outils pour connaître le fonctionnement de leurs élèves et leurs véritables aspirations. Ils utilisent notamment des tests tels que le MBTI (Myers Briggs Type Indicator) ou les « intelligences multiples ».

- Le MBTI est une technique créée aux États-Unis, utilisée notamment pour un travail d'orientation. Il existe des tests MBTI gratuits sur Internet. On répond au questionnaire pour connaître son profil de personnalité. Évidemment, connaître son profil ne vaut que s'il est analysé. C'est là que le coach intervient !

- La théorie des intelligences multiples part du principe qu'il existe huit types d'intelligence (logico-mathématique, spatiale, sociale…). Chez la plupart des individus, toutes ces intelligences sont activées, mais chacun en développe certaines plus que d'autres. En coaching, on teste les élèves pour augmenter leur potentiel en leur permettant de fonctionner selon les types d'intelligence qu'ils ont le plus développés.

On trouve parfois également sur certains sites Internet d'entreprises de coaching, des tests traditionnels, plus ou moins sérieux, de QI, de personnalité et d'orientation. Tous les documents de type « tableau » ou « liste » sont également utilisés par les coachs : tableaux d'avantages et inconvénients, listes de priorité avec classement…

LES AIDES APPORTÉES PAR LE COACHING

L'aide à l'orientation

Bien souvent, les élèves en difficulté sont conduits vers des filières d'orientation professionnelle par défaut. L'objectif est de les faire devenir acteur de leur choix, au besoin en leur faisant prendre conscience de ce qu'ils veulent vraiment faire et des réelles capacités qu'ils ont. Le travail sur la confiance en soi va souvent de pair avec un travail sur l'orientation.

Le MBTI et les intelligences multiples sont deux outils propices à un travail sur l'orientation. Par exemple, certains métiers correspondent mieux à certaines personnalités ou à certains types d'intelligence.

> *Une jeune fille inscrite dans une filière professionnelle de puériculture est venue demander de l'aide parce qu'elle était en décrochage scolaire et se croyait bête. Le test des intelligences multiples a permis de mettre en évidence que l'aspect langagier était important dans son fonctionnement, ce qui n'est d'habitude pas le cas dans les filières professionnelles. Effectivement, elle avait l'habitude d'inventer et de raconter des contes à son frère quand il était petit. Le résultat et l'analyse du test lui ont donné une autorisation symbolique, celle de se diriger vers d'autres études, qui lui correspondaient mieux mais qu'elle croyait interdites à cause de sa mauvaise estime d'elle-même et de sa mauvaise connaissance de ses aptitudes. Elle a finalement décidé de changer d'orientation et de suivre une formation de bibliothécaire. Elle a même affiné ce projet, puisqu'elle voulait se spécialiser dans l'écriture et le récit de contes. »*
>
> Gaëtan Gabriel, coach et formateur en coaching scolaire.

L'aide méthodologique

Le test des intelligences multiples peut également être utile pour apporter une aide méthodologique aux élèves. L'important pour l'élève est qu'il se connaisse mieux, selon le fameux adage de Socrate « connais-toi toi-même ».

Par exemple, voici quelques réponses à apporter selon les types de fonctionnement :

- pour un fonctionnement facilité par la mise en espace : apprendre en marchant, ou bien spatialiser une leçon dans sa tête, chaque point important correspondant à un lieu. Au final, la leçon ressemble à un parcours que l'élève doit retenir.

– pour un fonctionnement qui utilise largement le verbal : mettre en mots les figures et les schémas.

LE TRUC EN +

Faire comprendre à l'élève que tout est permis tant qu'il se sent à l'aise dans ce système d'apprentissage.

L'aide à l'autonomie

On ne peut pas avoir les mêmes exigences selon l'âge des élèves. Pour pouvoir se prendre en charge et donc être autonome, un élève doit acquérir deux compétences primordiales :

– être capable de faire des choix ;
– être responsable de soi-même.

Il faut y conduire les élèves par un bon questionnement et du dialogue.

DEVENIR COACH

Qui peut devenir coach scolaire ?

Le coaching scolaire, c'est pour :

– des coachs qui veulent se spécialiser dans l'aide aux jeunes ;
– des personnes qui ont déjà une expérience de formateurs, pour élargir leur champ d'action ;
– des gens qui ont une formation dans la psychologie et veulent également diversifier leurs activités ;
– tous ceux qui veulent changer de carrière (ce profil est plus rare en coaching scolaire).

LE TRUC EN +

Avoir déjà une expérience ou avoir suivi une formation… de formateurs pour adultes ou enfants. C'est bien sûr le cas du prof, pour qui on axera plutôt les formations sur les outils d'analyse de soi et sur la psychologie des jeunes.

Un coach peut tout à fait travailler à temps plein, partageant ses activités entre entretiens et préparation. Mais il est également envisageable pour vous d'exercer ce travail en tant que salarié en plus de votre travail d'enseignant, à condition que cela ne soit pas incompatible avec vos fonctions et que cela n'affecte pas votre service. Il faudra que le rectorat accepte de vous accorder une autorisation de cumul (▶ fiche 18).

Le coaching est cher pour les familles… donc lucratif pour le coach qui peut espérer gagner d'une quarantaine d'euros à plus de cent euros de l'heure.

Les différentes formations en coaching scolaire

La plupart des formations sont des formations de coaching général. Certaines cependant sont axées spécifiquement sur le scolaire : Institut européen de coaching de l'étudiant, IFOD, Institut de coaching international/Mastercoach…

À cela, on ajoutera le « Mieux apprendre » de Bruno Hourst (voir http://www.mieux-apprendre.com), qui propose notamment des stages sur certains outils, tels que les intelligences multiples et les topogrammes. Ces stages courts sont proposés aux particuliers, aux associations, mais également aux IUFM.

Toutes ces formations sont, pour le moment, assez coûteuses et représentent un véritable investissement pour les particuliers intéressés. Les formations en coaching scolaire proposent un enseignement théorique et pratique. Elles délivrent, pour la plupart, une certification de coach.

Les contenus sont les suivants :

- contenus théoriques : formation en psychologie de l'enfant, formation aux outils utilisés par le coaching (notamment grilles de lecture et outils de connaissance de soi) ;
- contenus pratiques : travail sur des cas pratiques et suivi au début de l'installation ;
- aide à l'installation (notamment chez Mastercoach) : marketing du coach, conseils pour s'installer, test du projet pour limiter les risques en cas de création d'agences de coaching.

Ce dispositif d'aide aux élèves reste pour le moment, du fait de son coût élevé, réservé à ceux qui sont socialement favorisés. Cependant, les méthodes utilisées par le coaching scolaire pourraient fort bien trouver tout leur sens à l'école en s'adaptant au cas particulier de chaque élève, d'autant plus que ce qu'on demande aux enseignants en est souvent bien proche...

Annexes

AI : aide individualisée

***BOEN* (ou *BO*, en abrégé)** : *Bulletin Officiel de l'Éducation nationale*

CAPA-SH : Certificat d'aptitude professionnelle pour les aides spécialisées, les enseignements adaptés et la scolarisation des élèves en situation de handicap

CAPSAIS : Certificat d'aptitude aux actions pédagogiques spécialisées pour l'adaptation et l'intégration scolaire

CASNAV : Centre académique pour la scolarité des nouveaux arrivants et enfants du voyage

CFG : Certificat de formation générale : diplôme de fin de troisième passé en troisième d'insertion et en SEGPA

CIO : Centre d'information et d'orientation

CLA : Classe d'accueil, pour les élèves non francophones

CLA-NSA : Classe d'accueil pour les élèves non scolarisés antérieurement, et non francophones

Classe à PAC : classe à projet artistique ou culturel

CPE : Conseiller principal d'éducation

COP : Conseiller d'orientation psychologue

CRIJ : Centre régional d'information jeunesse

DHG : dotation horaire globale

DNB : diplôme national du brevet

DP3/DP6 : troisième découverte professionnelle trois heures/troisième découverte professionnelle six heures

DRAC : Direction régionale des affaires culturelles

EGPA : Enseignements généraux et professionnels adaptés

EREA : Établissement régional d'enseignement adapté

Francas : mouvement d'éducation populaire, qui rassemble 79 associations départementales. Leur but : contribuer à l'élaboration et à la concrétisation d'une politique qui permette aux jeunes d'exercer progressivement leur autonomie, leur responsabilité et leur citoyenneté pour s'insérer dans la société, et y agir. Leurs valeurs : l'humanisme, la liberté, l'égalité, la solidarité, la laïcité et la paix

HSA : heure supplémentaire année

HSE : heure supplémentaire effective

IA : Inspecteur d'académie

IDD : Itinéraire de découverte

IJ : Information Jeunesse

LEA : Lycée d'enseignement adapté

MJC : Maison des jeunes et de la culture

PAF : Plan académique de formation

PPRE : Programme personnalisé de réussite éducative

PRE : Projet de réussite éducative

TICE : Technologies de l'information et de la communication pour l'éducation

TPE : Travaux pratiques encadrés

UPI : Unité pédagogique d'intégration pour les élèves souffrant d'un handicap

ZEP : Zone d'éducation prioritaire

ZUS : Zone d'urbanisation sensible

Textes officiels : statuts et missions des équipes éducatives

« Mission du professeur exerçant en collège, en lycée d'enseignement général et technologique ou en lycée professionnel », circulaire n° 97-123, *BO* du 25 mai 1997.

« Mission des CPE », circulaire n° 82-482, *BO* du 28 octobre 1982

« Circulaire relative aux assistants d'éducation », circulaire n° 2003-092, *BO* du 11 juin 2003.

« Mission des infirmiers de l'Éducation Nationale », circulaire n° 2001-014, *BO* du 12 janvier 2001.

« Statuts des assistants de service social de l'État », décret n° 91-784, *BO* du 1er août 1991.

« Statut du COP », décret n° 91-291, *BO* du 20 mars 1991.

« Statut des personnels de direction : protocole d'accord relatif aux personnels de direction », *BO* spécial N° 1 du 3 janvier 2002.

« Mission des gestionnaires des établissements publics locaux d'enseignement », circulaire n° 97-035, *BO* du 6 février 1997.

Ouvrages généraux sur l'élève en difficulté

A. GRISAY, « Le fonctionnement des collèges et ses effets sur les élèves de 6e et 5e », *Dossiers éducation et formation*, n° 32, MEN-DEP, Paris, 1993.

A.S. LECHEVALLIER, « L'échec scolaire coté en bourse », *Paris Match*, n° 2886, 9-15 septembre 2004.

O. COSNEFROY, T. Rocher, « Le redoublement au cours de la scolarité obligatoire : nouvelles analyses, même constats », *Les dossiers de l'enseignement scolaire*, n° 166, mai 2005.

J.-M. GILLIG, *L'aide aux enfants en difficulté à l'école. Problématique, démarches, outils*, Dunod, Paris, 1998.

Les aides proposées dans les établissements

Les ZEP et les REP, viviers d'innovation, CNDP, Paris, 2002.

J.-F. BATISSE, P. MEIRIEU, *Aider l'élève aujourd'hui. Pourquoi ? Comment ?*, CRDP d'Alsace, Strasbourg, 1996, Label National.

J.-P. PERRIAU, B. SUCHAUT, *Le collégien en grande difficulté*, CRDP de Bourgogne, 2001, Label National.

A.-M. HUGON, J. PAIN, *Classes relais : l'école interpellée*, CRDP de l'académie d'Amiens, 2001, Label National.

A. DAVISSE, J.-Y. ROCHEX, *Pourvu qu'ils apprennent*, CRDP de l'académie de Créteil, 1998, Label National.

R. GUICHENUY, *Élèves actifs, élèves acteurs*, CRDP de l'académie d'Amiens, 2001, Label National.

M.-C. AUDOIN, S. NADOT, *Motiver, remotiver. Des pratiques innovantes de l'école au lycée*, Scéren CRDP de l'académie de Versailles, 2006.

A. MOSER, D. MOISSONNIER, J. FAUCHARD, *L'aide au travail personnel de l'élève*, Hachette Éducation, Paris, 1993.

P. VIANIN, *Contre l'échec scolaire. L'appui pédagogique à l'enfant en difficulté d'apprentissage*, De Boeck, 2007.

V. KOCIEMBA, R. LA BORDERIE, *Aider les élèves en difficulté. Enseigner en ZEP*, Bordas Pédagogie, Paris, 2004.

« Enseigner en classe hétérogène », *Cahiers pédagogiques*, n°454, mai 2007.

J.-L. CHABANNE, *Les difficultés d'apprentissage*, Éducation en poche, Nathan, Paris, 2003.

Les aides hors des établissements

D. GLASMAN, L. BESSON, « Le travail des élèves pour l'école en dehors de l'école », Haut conseil de l'évaluation de l'école, n° 15, décembre 2004.

« Le soutien scolaire entre éducation populaire et industrie de service », *Lettre d'information* n° 23, décembre 2006, service de veille scientifique et technologique de l'INRP.

B. Hourst, *Aidez votre enfant à mieux apprendre. Mieux vivre les devoirs à la maison*, Eyrolles, Paris, 2008.

Argos, n° 31, CNDP.

C. Borgel, « L'accompagnement scolaire sur Internet (ou e.learning) dans l'enseignement secondaire, *Revue de l'EPI*, n° 103 septembre 2001.

G. Gabriel, *Coaching scolaire. Augmenter le potentiel des élèves en difficulté*, De Boeck, 2008.

Sites Internet

http://www.mieux-apprendre.com
http://www.comportement.net
http://www.pedagogie.net

Merci à tous ceux qui m'ont aidée à confectionner ou enrichir cet ouvrage :

Cécile et Catherine pour leur aide précieuse et leur regard attentif sur ce travail.

Le personnel du collège Henri Matisse de Choisy-Le-Roi, et spécialement Alexia, Bruno, Charlotte, Fred, Jean-Christophe, Jean-Luc, Manuela, Nadège, Nathalie, Pascal (le Corse), Pascal (le Nordiste), Philippe et Sylvie.

Les collègues de France et de Navarre qui ont bien voulu me faire profiter de leurs expériences sur le terrain, en particulier Charlotte (du Sud), Mme Marre, Mathilde (une inconnue du Net), Patou, Poulain et Séverine.

Tous les acteurs de l'aide scolaire privée qui ont gentiment pris le temps de répondre à toutes mes questions, notamment MM. Gabriel, Raimond, Belarbi, Magnard, Pioch et bien sûr Sarah.

Paulo et Xa pour leur aide technique.

Merci enfin à Jean-Max pour ses conseils avisés et ses encouragements de chaque instant…

… sans oublier mes élèves, en difficulté ou non.